Walla Hamada Saad Abo Elgalagel
Salwa Mahmoud Helmy
Ibrahim El Sayed El Desouky

Estudos Bacteriológicos e Moleculares de Algumas Bactérias Patogénicas

Walla Hamada Saad Abo Elgalagel
Salwa Mahmoud Helmy
Ibrahim El Sayed El Desouky

Estudos Bacteriológicos e Moleculares de Algumas Bactérias Patogénicas

isoladas de Oreochromis niloticus em pisciculturas

ScienciaScripts

Imprint

Cover image: www.ingimage.com

This book is a translation from the original published under ISBN 978-3-659-63800-8.

Publisher:
Sciencia Scripts
is a trademark of
Dodo Books Indian Ocean Ltd. and OmniScriptum S.R.L publishing group

120 High Road, East Finchley, London, N2 9ED, United Kingdom
Str. Armeneasca 28/1, office 1, Chisinau MD-2012, Republic of Moldova, Europe
Printed at: see last page
ISBN: 978-620-8-36555-4

Conteúdo

Reconhecimento

Louvado seja Deus, o Misericordioso, o Compassivo, por todas as dádivas que me foram oferecidas. Uma dessas dádivas foi a realização deste trabalho de investigação.

Dr. Salwa Mahmoud Helmy, Professor de Microbiologia da Faculdade de Medicina Veterinária da Universidade de Kafrelsheikh, pelo seu apoio intensivo, conselhos abrangentes, encorajamento contínuo e orientação fiel, bem como pelo seu esforço e tempo precioso que dedicou à conclusão deste trabalho.

Dr.ª Nadia Basiouny Mahfouz, Professora e Presidente do Departamento de Doenças e Gestão de Peixes, Faculdade de Medicina Veterinária, Universidade de Kafrelsheikh, pelo seu apoio intensivo, instruções valiosas e supervisão.

Gostaria de exprimir os meus sinceros agradecimentos ao **Dr. Ibrahim El Sayed El Desouky**, Professor de Bacteriologia, Micologia e Imunologia, Faculdade de Medicina Veterinária, Universidade de Kafrelsheikh, pela sua ajuda amável e apoio contínuo para a realização deste trabalho.

Por último, mas não menos importante, esta tese não teria sido realizada sem o grande apoio da **minha família**, que me encorajou a prosseguir este curso. As palavras são impotentes para mostrar o meu apreço pelo seu valor.

Dedicação

Ao meu pai e à minha mãe,

tudo o que sou deve-se ao vosso trabalho árduo, às vossas orações e ao vosso carinho

O meu marido

Que sempre me apoiam, me encorajam e apoiam cada passo meu.

Às minhas irmãsEstas são o meu grande apoio

Pela alma do meu irmão

Espero que te sintas orgulhoso de mim

I INTRODUÇÃO

As doenças bacterianas contam-se entre as causas mais importantes de perdas nas unidades populacionais de peixes. Uma compreensão completa do agente etiológico, da patogénese, da bioquímica, da antigenicidade e da inter-relação dos factores ambientais e relacionados com o stress é essencial para uma gestão e um controlo bem sucedidos **(Wiley-Blackwell, 1993).**

Existem basicamente dois tipos de bactérias que produzem doenças - os agentes patogénicos obrigatórios e os agentes patogénicos facultativos. Os agentes patogénicos facultativos podem sobreviver indefinidamente na água e, quando as condições ambientais são favoráveis, as doenças infecciosas dos peixes podem propagar-se. Muitas bactérias potencialmente patogénicas para os peixes existem normalmente associadas ao hospedeiro de forma comensal ou vivem livres no ambiente. Ambos os tipos de bactérias tornam-se patogénicos quando o peixe está imunocomprometido por alguma forma de stress **(Kirjusina *et al.* 2007).**

A tilápia do Nilo (*Orechromis niloticus*) é considerada o peixe de água doce mais cultivado no mundo. Tem contribuído para a aquicultura mundial desde os tempos do antigo Egito e continua a ser uma das principais espécies de peixe de água doce a ser cultivada **(Amal e Zamri Saad, 2011).**

O Egito produz cerca de 73,8% do total de peixe cultivado em África e ocupa os oito níveis em todo o mundo, uma vez que produz cerca de 919585 toneladas de peixe cultivado, o que representa 1,54% do total de peixe cultivado em todo o mundo **(FAO, 2012).**

As bactérias mais prevalentes que afectam as explorações piscícolas são causadas por; *Aeromonas hydrophila, Streptococcus iniae, Pseudomonas fluorescen, Pseudomonas aeruginosa, Vibrio alginolyticus, Vibrio anquillarum, Streptococcus agalactia, Vibrio salmonicida, Edwardsiella tarda, Edwardsiella ictaluri, Aeromonas salmonicida, Yersinia ruckeri, Flexibacter columnaris, Renibacterium salmoninarum, espécies de Mycobacterium* e espécies de *Flavobacterium* **(Khalil *et al.*, 2001e Robert e Moeller, 2014).**

Os métodos microbiológicos convencionais necessários para identificar bactérias em peixes são frequentemente limitados pelo tempo necessário para completar os ensaios. Nos últimos anos, a PCR ultrapassou os problemas associados às técnicas baseadas em culturas, permitindo a deteção da direção das bactérias diretamente em amostras clínicas sem necessidade de cultura prévia **(Gonzalez *etal.*, 2004)**

As técnicas moleculares podem ser utilizadas para resolver os problemas dos peixes e aumentar a sensibilidade e a especificidade da deteção de agentes patogénicos. Estas técnicas incluem a reação em cadeia da polimerase (PCR), a digestão com enzimas de restrição, a hibridação com sondas, a hibridação in situ e a microarray, uma vez que as técnicas de diagnóstico molecular são mais rápidas e mais sensíveis. Os agentes patogénicos dos peixes podem ser detectados a partir de peixes assintomáticos através de técnicas de diagnóstico molecular, pelo que o surto de doenças pode ser evitado; assim, o tratamento com antibióticos pode ser reduzido, de modo a limitar a criação de bactérias resistentes aos antibióticos **(Altinok e Kurt, 2003).**

A infeção por *Aeromonas hydrophila* em peixes resulta numa doença denominada septicemia por areomonas motil, causando uma mortalidade significativa em espécies de peixes de água doce e marinhos, tanto selvagens como de cultura, o que prejudica a economia do sector da aquicultura. As espécies de *Aeromonas* são frequentemente isoladas de águas doces e estuarinas, águas superficiais, esgotos, peixes saudáveis ou doentes, podendo causar infecções em seres humanos **(Hidalgo e Figueras, 2013)**.

Entre os agentes etiológicos das doenças bacterianas dos peixes*, a Pseudomonas* é considerada um dos agentes patogénicos mais importantes para os peixes. Este microrganismo é responsável por doenças do tipo úlcera, incluindo a síndrome ulcerosa, septicemia hemorrágica bacteriana, podridão da cauda e das barbatanas, podridão das brânquias e hidropisia bacteriana **(Syamsul *et al.*, 2013).**

As Pseudomonas spp. estão amplamente disseminadas em fontes naturais de água e associadas à septicemia em animais aquáticos. Estas bactérias são consideradas agentes patogénicos oportunistas, causando doenças quando o hospedeiro é sujeito a stress. Vários animais aquáticos, incluindo peixes, rãs e tartarugas de carne macia, são considerados susceptíveis a *Pseudomonas* spp. com perdas moderadas a elevadas **(Somsiri e Soontornvit, 2002).**

V.anguillarum é uma bactéria Gram-negativa que causa a vibriose dos peixes, uma doença que provoca grandes perdas económicas na piscicultura em todo o mundo **(Gyeong *et al.*, 2006)**.

Streptococcus agalactia e *Streptococcus iniae* são os principais agentes patogénicos bacterianos Gram-positivos da tilápia, bem como de outras espécies de peixes cultivados e selvagens de água doce e marinha **(Evans *et al.*, 2002).**

Streptococcus spp. é um cocos Gram-positivo que causa infecções estreptocócicas em peixes devido à intensificação da aquacultura e causou perdas económicas significativas na indústria da piscicultura **(Gun *et al.*, 2006)**.

O objetivo deste estudo foi o estudo bacteriológico e molecular de algumas bactérias patogénicas isoladas de *Oreochromis niloticus* em pisciculturas, através de:

1-Isolamento de diferentes bactérias patogénicas de espécimes *de Orechromis niloticus* em cultura

2- Identificação bioquímica destes isolados

3-Identificação destes isolados por PCR utilizando primers específicos.

II REVISÃO

2.1. Caracteres dos agentes patogénicos bacterianos que infectam os peixes:

Adebayo-Tayo *et al.* (2012) afirmaram que a doença bacteriana é uma doença do corpo do peixe causada por organismos bacterianos que criam uma infeção ou uma desordem interna. As bactérias são organismos microscópicos unicelulares que se apresentam em diferentes tamanhos e formas. Estas formas incluem bastonetes, formas esféricas, espirais, coma e filamentosas. Os organismos bacterianos têm parede celular, que mantém a integridade da célula. Alguns são capsulares, transportando antigénio específico nas suas cápsulas. A maioria dos agentes patogénicos bacterianos dos peixes tem a forma de bastonete ou de flagelo, sendo por isso móveis. São psicrófilas, possuindo uma vasta gama de temperaturas para o seu crescimento. Os agentes patogénicos bacterianos são aeróbios ou anaeróbios facultativos. Algumas são cromogénicas, formando vários pigmentos. Um grande número de bactérias cresce bem em meios laboratoriais comuns.

2.1.1. *Aeromonas* spp.

2.1.1.1. Ocorrência de *Aeromonas* spp:

Eissa *et al.* (1994) estudaram a prevalência da septicemia por Aeromonas motil (MAS) em tilápias do Nilo e peixes-gato karmout cultivados e selvagens. Os sinais clínicos e as lesões PM eram graves nos peixes cultivados. *A.hydrophila* foi recuperada de todos os peixes afectados pela SAM. A incidência de MAS em tilápias cultivadas e selvagens foi de 10% e 2,5%, respetivamente; foi de 18,75% e 6,25% em peixes cultivados e selvagens da espécie karmout cat.

Enany *et al.* (1995) estudaram 170 peixes infectados (90 Tilapia spp., 50 *Claris lazera* e 30 *carpas comuns* capturadas em diferentes colecções de água e canais na província de Sharkia. Foram estudadas diferentes estirpes bacterianas, incluindo *A.hydrophila*, *Ps.fluorescens* e *F.columnaris*. A incidência de *A.hydrophila* foi de 100% nestes peixes. *Ps.fluorescens* foi isolada com uma incidência de 54,40%, 42% e 56,76% em tilápia, *claris lazera* e *carpa comum*, respetivamente. Além disso, a incidência de *F.columnaris* entre a tilápia *claris lazera* e a *carpa comum* foi de 16,67%, 18% e 13,33%, respetivamente.

Mohamed *et al.* (2001) recolheram 15 amostras de água e 105 de crustáceos (35 caranguejos, 35 camarões e 35 mexilhões) na província de Damietta e examinaram a deteção de alguns agentes patogénicos zoonóticos. *Aeromonas* spp. foi isolada da água, caranguejos, camarões e mexilhões com percentagens de 60, 71,4, 85,7 e 57,1, respetivamente. Setenta e cinco estirpes de *Aeromonas* spp. foram recuperadas de moluscos e foram atribuídas a *A.hydrophila* 40 (53,3%), *A.sobria* 30 (40%) e *A.caviae* 5 (6,7%). Além disso, as percentagens de *A.hydrophila* isolada de caranguejos, camarões e mexilhões foram de 60, 50 e 50, respetivamente. As percentagens respectivas de *A.sobria* foram de 40, 33,3 e 50, respetivamente. Por outro lado, *A.caviae* foi isolada apenas de camarões, com uma percentagem de 16,7%. Além disso, nove *Aeromonas* spp. foram recuperadas de amostras de água e identificadas como *A.hydrophila* 6 (66,7%) e *A.sobria* 3 (33,3%).

Abeer *et al.* (2002) estudaram 180 peixes (35 tilápias aparentemente saudáveis, 45 tilápias naturalmente doentes, 40 *Claris gariepinus* aparentemente saudáveis e 60 *Claris gariepinus* naturalmente doentes). A incidência de *A.hydrophila* foi de 23/35 (57,5%), 27/45 (56,25%) em tilápias aparentemente saudáveis e naturalmente doentes, respetivamente. A incidência em *Claris gariepinus* aparentemente saudáveis e *Claris gariepinus* aparentemente doentes foi de 30/40 (46,25%), 25/60 (34,7%), respetivamente.

Gharib *et al.* (2003) recolheram aleatoriamente 44 amostras de peixes (15 Tilápias, 12 Carpas, 9 Mugil cephalus e 8 Peixes-gato) e 20 amostras de água de pisciculturas de Abassa na província de Sharkia, Egito. Todas as amostras foram examinadas bacteriologicamente para detetar a existência de *A.hydrophila* em 9 de 44 (20,4%) dos peixes examinados. As percentagens mais elevadas (26,7 e 25) de *A.hydrophila* foram encontradas na tilápia e no peixe-gato, respetivamente, enquanto a carpa apresentou 16,7%. A percentagem mais baixa (11,1) foi encontrada em Mugil. Por outro lado, *A.hydrophila* foi isolada em 6 de 20 (30%) amostras de água.

Thayumanavan *et al.* (2003) estudaram a incidência de *A.hydrophila* em peixes e camarões acabados de pescar, provenientes de quatro grandes locais de desembarque comercial de peixe da costa sul da Índia, durante um período de um ano. Entre as 514 amostras de marisco analisadas (410 peixes ósseos e 104 camarões), 37% delas (37,3% de peixes ósseos e 35,6% de camarões) estavam contaminadas com *A.hydrophila*. Foi recuperado um total de 255 estirpes de *A.hydrophila*. Do total de isolados, cerca de 78,4% eram produtores de hemolisina.

Megahed (2005) identificou *A.hydrophila* em amostras de peixe com uma percentagem de (47,3%) e (12,5%) em crianças com mais de 5 anos e (7,5%) em crianças com menos de 5 anos.

Ibrahim *et al.* **(2008)** examinaram bacteriologicamente 117 *O.niloticus* com anomalias clínicas e identificaram 16/117 isolados de *A.hydrohila* com uma percentagem de 13,67%.

2.1.1.2. Caracteres morfológicos e bioquímicos:

Cartwright *et al.* **(1994)** afirmaram que *a A.hydrophila* é um bastonete Gram-negativo móvel, considerado a principal causa de septicemia hemorrágica bacteriana em peixes de água doce, e que tem sido referida em associação com várias doenças/síndromes ulcerativas, incluindo a síndrome ulcerativa epizoótica (SUE) na Tailândia e nas Filipinas e a doença da "mancha vermelha" na Austrália.

Popovic *et al.* **(2000)** afirmaram que *A.hydrophila* são bastonetes rectos, Gram-negativos, móveis, com até 3 mm de comprimento, que ocorrem em pares e isolados. As colónias em placas de ágar TSA eram branco-creme, circulares e convexas, com uma margem inteira e 2-3 mm de diâmetro, desenvolvendo-se em 48 horas a 28°C.

Daku *et al.* **(2004)** compararam quatro meios para o isolamento de *Aeromonas* spp. de amostras entéricas, ágar RS, ágar seletivo *de Yersinia* (CIN), ágar sangue de ovelha (BA) e ágar MacConkey (sMac) de dois fornecedores, e concluíram que o ágar RS era o meio mais sensível (90,8%), seguido do ágar sangue (86,5%), (CIN) (78%), (sMac) 1 (70,3%) e Mac 2 (62,2%). Concluíram que o isolamento de *Aeromonas* spp. a partir de espécimes entéricos dependia do meio e da espécie e que a combinação de BA e CIN oferecia a taxa de recuperação mais elevada.

Majumdar *et al.* **(2006)** identificaram *A.hydrophila* como uma bactéria Gram-negativa, em forma de bastonete, capaz de fermentar glucose, reduzir nitrato e produzir gelatinase e DNAase. Os isolados podiam hidrolisar a esculina e eram V-P positivos.

Trakhna *et al.* **(2009)** descreveram *Aeromonas* spp. como bactérias Gram-negativas, em forma de bastonete, não formadoras de esporos, móveis, resistentes ao agente vibriostático (0/129), oxidase e catalase positivas. Além disso, o diagnóstico baseado em culturas e a identificação bioquímica de *A.hydrophila* são fastidiosos e demorados. A PCR duplex aqui desenvolvida foi aplicada com sucesso para a identificação de *A.hydrophila* a partir de amostras de referência, clínicas e ambientais.

Yogananth *et al.* **(2009)** identificaram bioquimicamente *A.hydrophila* ao nível da espécie utilizando 14 testes selecionados: motilidade, oxidase, oxidação e fermentação, catalase, indol, teste do vermelho de metilo, teste da urease, produção de hemolisina, teste de fermentação do açúcar, teste de voges-proskauer, redução de nitrato a nitrito, produção de H2S, lisina descarboxilase e arginina dihidrolase.

Aberoum e Jooyandeh (2010) mencionaram que a maioria das espécies de *Aeromonas* são móveis devido à presença de flagelos. As estirpes de cada espécie de *Aeromonas*, incluindo *A.hydrophila,* são normalmente divididas em dois grupos com base nos seus requisitos de temperatura para o crescimento. As estirpes psicrófilas têm um intervalo ótimo de temperatura de crescimento de 15 e 20°C e podem crescer a temperaturas tão baixas como 0-5°C. As estirpes mesófilas têm uma temperatura óptima de crescimento de cerca de 35°C e podem crescer a temperaturas tão elevadas como 40-45°C, mas geralmente não crescem abaixo de 10°C.

Al-Maleky *et al.* (2011) registaram que as espécies de *Aeromonas* são bacilos Gramnegativos curtos, anaeróbios facultativos, não formadores de esporos, oxidase-positivos e podem fermentar a glucose com ou sem produção de gás.

Viji *et al.* (2011) observaram que *as Aeromonas spp*. são bactérias Gram-negativas, em forma de bastonete, principalmente móveis, anaeróbias facultativas, oxidase positivas e fermentadoras de glucose. Foram recentemente transferidas de Vibrionaceae para a sua própria família Aeromonadaceae.

Oliveira *et al.* (2012) referem que, *Aeromonas* spp. são bactérias gram-negativas, tipicamente de água doce, facultativamente anaeróbias, pertencentes à família *Aeromonadaceae.*

Sarkar *et al.* (2012) referiram que *a A.hydrophila* é uma bactéria Gram-negativa, não formadora de esporos e em forma de bastonete com extremidades arredondadas. São oxidase e catalase positivas, produzem nitrato em nitrito e fermentam D-glucose. *A.hydrophila* tem o seu habitat natural na água e cresce numa vasta gama de temperaturas entre 0°C e 45°C, com uma temperatura óptima de 22°C a 32°C.

Sarkar *et al.* (2013) afirmaram que *A.hydrophila* produziu colónias amarelas no meio R.S, bastonetes Gram negativos na coloração de Gram. Os testes bioquímicos dão oxidase positiva e fermentativa.

2.1.1.3. Identificação de *Aeromonas* spp. por PCR:

Lee *et al.* (2002) revelaram que a especificidade dos iniciadores específicos para *Aeromonas* e a adequação da análise PCR-RFLP para identificar *Aeromonas* spp. foram confirmadas com ésteres metílicos de ácidos gordos (FAMEs) e análise de sequenciação do 16S rDNA.

Trakhna *et al.* (2009) acrescentaram que a PCR em tempo real baseada em TaqMan foi aplicada com êxito para a identificação de *A.hydrophila* a partir de amostras de referência, clínicas e ambientais e mostrou uma elevada discriminação entre *A.hydrophila* e outras espécies de *Aeromonas*.

Sujata *et al.* (2012) caracterizaram as *Aeromonas* spp. por PCR de consenso intergénico repetitivo entero-bacteriano (ERIC) e ADN polimórfico amplificado aleatório (RAPD). A análise ERIC e RAPD revelou diversidade genética no género *Aeromonas*, conforme avaliado pela comparação de padrões de bandas.

2.1.1.4. Sinais clínicos e lesões post-mortem:

Yardimci e Aydin (2011) mencionaram que os peixes infectados com septicemia *por Aeromonas* motile aparecem como fraqueza e anorexia. Na forma aguda da doença, a septicemia pode ocorrer tão rapidamente que os peixes podem morrer antes de se desenvolverem alguns sinais grosseiros. Os peixes afectados podem apresentar exoftalmia, vermelhidão da pele e úlceras desenvolvidas na derme. O abdómen pode ficar distendido em resultado de um edema. As brânquias podem ser hemorrágicas. As aeromonas móveis podem causar cegueira e morte.

Oliveira *et al.* (2012) referem que, a espécie *A.hydrophila,* é a mais comum dentro do género *Aeromonas*; tem sido isolada e identificada a partir de espécies de peixes com e sem sintomas clínicos. Esta espécie é considerada a mais virulenta dentro do complexo *Aeromonas*.

Sarkar e Rashid (2012) afirmaram que a infeção por *A.hydrophila* era caracterizada por abdómen inchado, boca vermelha, hemorragias na superfície externa e em redor do ânus, movimentos anormais e perda de equilíbrio. A extremidade posterior da superfície do corpo desenvolveu uma lesão branco-acinzentada que se pode estender até à barbatana caudal. A região anal e as bases das barbatanas desenvolveram uma coloração vermelha.

2.1.2. Espécies *de Pseudomonas*:

2.1.2.1. Ocorrência de *Pseudomonas* spp:

Roberts (2001) mencionou que as *Pseudomonas* spp. estão amplamente disseminadas em fontes naturais de água e associadas à septicemia em animais aquáticos. Estas bactérias são consideradas agentes patogénicos oportunistas, causando doenças quando o hospedeiro é sujeito a stress.

Masbouba e Imam (2004) registaram que os exames bacteriológicos de pisciculturas privadas na província de Kafrelsheikh sofreram uma elevada mortalidade, variando de 17,6 a 22,6%, revelando que 38 peixes (36,9%) estavam infectados com *Ps.fluorescens*, 30 (29,1%) com *Ps.aeruginosa*, 19 (18,5%) com *Ps.anguilliseptica* e 16 (15,5%) com *Ps.pseudoalkaligene*.

Abd El-Ghany *et al.* (2009) isolaram *Ps.aeruginosa* de *O.niloticus* naturalmente infetado com uma percentagem (50%).

Eissa *et al.* (2010) registaram que a prevalência da infeção por *Pseudomonas* entre os peixes examinados foi de 30,83% (148 de 480 peixes). A percentagem mais elevada foi observada durante o evento de mortalidade em massa.

El-Hadey e Samy (2011) identificaram as espécies *Ps.fluorescens*, *Ps.putida*, *Ps.aeruginosa* e *Ps.anguilliseptica* a partir de peixes *O.niloticus* naturalmente infectados, com taxas de 55,4%, 20,5%, 13,3% e 10,8%, respetivamente. Em *Mugil cephalus* naturalmente infetado, só foi isolada *Ps.fluorescens* com uma taxa de 100%. Nos peixes *Cyprinus carpio* naturalmente infectados, foram identificadas as espécies *Ps.fluorescens* e *Ps.aeruginosa* com uma taxa de 54,5% e 45,5%, respetivamente.

Magdy *et al.* (2014) mencionaram que a incidência da infeção por *Ps.aeruginosa* nos peixes de cultura examinados foi de 34,4%, 30% e 27,5% em *O.niloticus*, *Cyprinus carpio* e Clarias gariepinus, respetivamente, com uma média de 32,3%.

2.1.2.2. Caracteres morfológicos e bioquímicos:

Fernandez *et al.* (1990) compararam os caracteres de espécies de *Pseudomonas* isoladas de trutas arco-íris doentes com estirpes de referência de *Ps.fluorescens*, *Ps.aeruginosa* e *Ps.anguilliseptica* e mencionaram que todos os isolados de pseudomonas eram bacilos Gram-negativos aeróbicos, oxidase e positivos, móveis a 15°C. Não produziam pigmento a pH neutro. Não produziram pigmento a pH neutro. A hidrólise da esculina e do indol foi negativa e cresceram mal em NaCl a 4%. Acrescentaram que *a Ps.anguilliseptica* era móvel a 15°C mas não a 25°C, não era capaz de utilizar qualquer açúcar e não crescia em pH ácido e básico.

Hoshino *et al.* (1997) revelaram que as espécies de *Pseudomonas* isoladas do intestino de peixes eram caracterizadas por bastonetes Gram-negativos com extremidades arredondadas. Produziu atividade de proteinase a 10-15°C.

Quinin *et al.* (2002); Austin e Austin; (2007); Maha e Samy (2011) e Magdy *et al.* (2014) mencionaram que as espécies de *Pseudomonas* crescem bem em ágar nutriente (NA), TSA, ágar RS e meio de ágar *Pseudomonas* a 28°C durante 2448 horas.

Somerita *et al.* (2012) registaram que as bactérias isoladas eram Gram negativas, em forma de bastonete e móveis. Os organismos foram positivos para os testes de oxidase, catalase e utilização de citrato e negativos para a produção de indol, produção de sulfureto de hidrogénio (H2S), testes de voges-proskauer e vermelho de metilo.

Magdy *et al.* (2014) revelaram que *Ps.aeruginosa* eram bacilos Gram-negativos curtos, positivos para oxidase, catalase e citrato e negativos para indol, teste de urease e produção de H2S.

2.1.2.3. Identificação de *Pseudomonas* spp. por PCR:

Maha e Samy (2011) tipificaram as *Pseudomonas* spp. através da análise do perfil plasmídico, bem como da análise do perfil proteico por SDS-PAGE. A SDS-PAGE revelou que um isolado das espécies *Ps.fluorescens*, *Ps.aeruginosa* e *Ps.anguilliseptica* partilhava uma banda que estava presente a 1444,8 kDa.

Magdy *et al.* (2014) registaram que a amplificação por PCR utilizando primers específicos PA-GS-F/PA-GS-R apresentou um amplicon de 618 pb para *Pseudomonas* spp. e um amplicon de 956 pb para *Ps.aeruginosa* utilizando primers específicos PA-SS-F/PA-SS-R. A PCR confirmou que todos os 55 isolados eram bactérias *Pseudomonas*, tal como indicado pelos testes bioquímicos.

2.1.2.4. Sinais clínicos e lesões post-mortem:

Austin e Austin (2007) e Maha e Samy (2o11) mencionaram que os peixes naturalmente infectados apresentavam hemorragia petequial, escurecimento da pele, escamas destacadas, ascos abdominais e exoftalmia. Internamente, estes peixes apresentavam palidez hepática e o baço estava congestionado com enterite alargada e hemorrágica em alguns peixes.

2.1.3. *Vibrio* spp.

Baffone *et al.* (2001) e Toranzo *et* al. (2005) afirmaram que o género *Vibrio* representa um grupo de bactérias Gram-negativas, que se distribuem amplamente em habitats estuarinos e marinhos. Algumas destas bactérias são patogénicas para os animais marinhos, como o camarão, o marisco e o peixe fino.

Gyeong *et al.* (2006) mencionaram que *o V. anguillarum* é o agente causador da vibriose dos peixes e é a espécie de *Vibrio* mais intensamente estudada.

2.1.3.1. Ocorrência de *Vibrio* spp:

Baffone *et al.* (2000) analisaram bacteriologicamente a carne de 114 peixes marinhos, incluindo anchovas (Engraulis sardine), cavalas (Scomer scombrus), salmonetes (Mullus surmuletus) e outras espécies, recolhidas nas águas costeiras do mar Adriático da região central italiana das Marcas. Foram detectadas *Vibrio* spp. em 15 (13,15%) das amostras globais; as espécies mais frequentemente isoladas foram *V.alginolyticus* (14 estirpes) e *V.parahemolyticus* (3 estirpes).

Mohmed *et al.* (2000) recolheram 48 *O.niloticus* na província de Damietta e submeteram-nos a um exame bacteriológico. Os resultados mostraram que Vibrio spp. foi isolado de 45,8% dos peixes examinados. Da pele de *O.niloticus* apenas 4 (8,4%) foram considerados positivos para Vibrio spp. e foram identificados como *V.alginolyticus* 2 (4,2%), *V.parahemolyticus* 1 (2,1%) e *V.vulnificus* 1 (2,1%). Além disso, 3 (6,3%) dos fígados de peixe examinados continham Vibrio spp. e foram identificados como *V.alginolyticus* 1 (2,1%) e *V.parahemolyticus* 2 (4,2%).

Hang (2012) realizou um estudo sobre produtos de água doce na província de Jiangsu e mostrou que a prevalência de *V.alginolyticus* é de 47 das 55 (85,45%) amostras analisadas e *V.parahemolyticus* foi identificado em 41 amostras (74,54%). A contaminação de *V.vulnificus* no camarão e na ostra foi galopante com base nos dados que mostraram que todas as 40 (100%) amostras de camarão na província de Guangxi e 34 das 42 (80,95%) amostras de ostra na província de Guangdong são positivas para *V.vulnificus* (**Wang *et al.* 2010; Zhu *et al.* 2011**). A prevalência de *V.cholera* em amostras de rã-touro foi de 28,5% (94/330) e 23,7% (75/316) em amostras de água de explorações de rã-touro **(Yu *et al.* 2009).**

2.1.3.2. Caracteres morfológicos e bioquímicos:

Lida *et al.* (2001) e Ansaruzzaman *et al.* (2005) descreveram *o Vibrio* spp. como uma bactéria Gram-negativa curvada ou em forma de bastonete e móvel com um ou mais flagelos. São anaeróbios facultativos com um metabolismo respiratório ou fermentativo, oxidase positiva, Na^+ estimula o seu crescimento e podem ser luminescentes.

Binsztein *et al.* (2004) afirmaram que o método microbiológico padrão convencional se baseia na identificação fenotípica, o que requer vários dias para efetuar a fase de enriquecimento, a cultura e os testes bioquímicos.

2.1.3.3. Identificação de *Vibrio* spp. por PCR:

Kaysner et al. (2004) e **Trevors (2011)**, um método biológico molecular, como a reação em cadeia da polimerase (PCR), é mais rápido, sensível e específico do que os métodos de cultura padrão para a deteção de agentes patogénicos VBNC.

Gyeong *et al.* (2007) utilizaram iniciadores específicos e conceberam um ensaio de PCR para detetar *V. anguillarum*. Os iniciadores foram concebidos para amplificar uma região interna de 429 pb do gene amiB *do V. anguillarum*, que codifica a hidrolase de peptidoglicano N-acetilmuramoil-L-alanina amidase.

Samy *et al.*, (2014) referiram que a caraterização molecular do ADN de *Vibrio* spp. revelou a presença de uma banda comum de 663 pb.

Shuang *et al.* (2014) utilizaram um ensaio de PCR multiplex que pode detetar simultaneamente 4 *Vibrio* spp. principais, *V.alginolyticus, V.parahemolticus, V.vulnificus* e *V.cholera,* na presença de um controlo interno de amplificação (IAC). *O V.anguillarum* foi detectado com um peso molecular de 337 pb.

2.1.3.4. Sinais clínicos e lesões post-mortem:

Austin e Austin (1999) e **Gyeong *et al.* (2006)** afirmaram que os primeiros sinais da doença são geralmente anorexia, com escurecimento da pele. Os outros sinais clínicos de vibriose incluem: ulceração da pele, eritema na base das barbatanas e à volta da abertura de ventilação e distensão abdominal.

2.1.4. Espécies *de Streptococcus*:

Mata *et al.* (2004) descreveram que a estreptococose dos peixes é um termo genérico utilizado para designar doenças semelhantes mas diferentes em qualquer uma de pelo menos seis espécies diferentes de cocos Gram-positivos, incluindo *Streptococcus, Lactococcus* e *Vagococcus* . As principais espécies patogénicas responsáveis por estas infecções estreptocócicas são *S.agalactiae, S.parauberis, S.iniae, Lactococcus graviae, Lactococcus piscium e Vagococcus almoninarum.*

Figueiredo *et al.* (2010) registaram que os *S.iniae, S.agalactiae, S.dysgalactiae, S.phocae, S.parauberis e S.ictaluri* foram descritos como patogénicos para os peixes.

Amal e zanmri-Saad (2011) registaram que a estreptococose está a afetar populações cultivadas e selvagens de peixes de água doce e de água salgada, produzindo graves perdas económicas.

Wongsathein (2012) registou que a infeção por *S.agalactiae* é um dos principais problemas de doença que afectam a tilápia cultivada *(O.niloticus)* em todo o mundo.

2.1.4.1. Ocorrência de *Streptococcus* spp:

Qasem *et al.* (2009) referiram que os métodos de cultura identificaram 44 de 66 (67%) e 4 de 5 (80%) isolados obtidos de amostras de peixe e de esgotos, respetivamente, como *S.agalatia*.

Firooz et *al.* (2011), num estudo sobre a deteção de *Siniae*, revelaram que 13 de 50 (26%) amostras de peixe eram positivas para *S.iniae* após o teste bioquímico, enquanto a identificação por PCR utilizando primers específicos para *S.iniae* revelou que 6 de 13 (46%) isolados eram positivos.

2.1.4.2. Caracteres morfológicos e bioquímicos:

Dilok Wongsathein (2012) afirmou que as colónias bacterianas de *S.agalactia* foram identificadas como cocos Gram-positivos, não móveis, oxidase negativos, apresentando β-hemólise, e foram positivas para o serogrupo B de Lancefeild e positivas apenas para voges-proskauer.

Woingsathein (2012) registou que a *S.agalactia* (sinónimo: *Streptococcus difficile*) é também um importante agente patogénico aquático, é uma bactéria Gram-positiva, em forma de cocos, que ocorre normalmente aos pares ou em longas cadeias.

Shoemaker *et al.* (2000) afirmaram que as actuais técnicas de deteção e identificação de *Streptococcus* spp. se baseiam na cultura em placas, em técnicas bioquímicas, em reacções enzimáticas, na análise fenotípica e na análise de ácidos gordos de células inteiras.

Mukhi *et al.* (2001) afirmaram que a *S.iniae* cresce bem a 10-40° C mas a temperatura óptima é de 25-35° C, PH de 7,5-8,5 e salinidade de 0-4% (w/v) respetivamente. A bactéria cresceu bem em TSA e em ágar sangue suplementado com 5% de sangue de ovelha desfibrinado e produziu colónias pequenas, obacas e brancas após 48 horas de incubação e produziu β-hemólise em ágar sangue.

Nguyen *et al.* (2002) reconheceram que a cultura em placas, as técnicas bioquímicas e as técnicas de reacções enzimáticas são demoradas e que a variação fenotípica dos isolados de *S.iniae* pode tornar problemática a identificação atempada com técnicas bioquímicas e enzimáticas. A identificação de *S.iniae* utilizando o sistema API 20 Strep e o sistema rápido ID 32 Strep não é aceitável devido à falta de testes fenotípicos adequados e à ausência de *S.iniae* catalogados nas suas bases de dados.

Mata *et al.* (2004a) reconheceram que o diagnóstico definitivo do agente etiológico da estreptococose tem de se basear na análise microbiológica dos peixes doentes.

Lau *et al.* (2006) identificaram *S.iniae* como um cocos Gram-positivo, encapsulado, que ocorre mais frequentemente em cadeias longas em cultura de caldo. Em meios sólidos de ágar-sangue, a maioria das estirpes forma uma pequena colónia branca (até 1 mm de diâmetro), umbonatada, β-hemolítica, rodeada por um anel exterior difuso de α-hemólise.

Roach *et al.* (2006) descreveram o crescimento de *S.iniae* em ágar sangue como colónias mucoides com uma pequena zona de β-hemólise após 24-48 horas de incubação, algumas colónias mostraram uma zona dupla de hemólise.

Austin e Austin (2007) mencionaram que as colónias *de S.iniae* em ágar Brain Heart Infusion (BHI) têm 1 mm de diâmetro e não são pigmentadas após incubação aeróbica durante 24 horas a 30° **C.** As culturas comprometem cocos Gram-positivos fermentativos, catalase-negativos (as culturas virulentas estão encapsuladas), em pares e cadeias, que crescem a 37° C mas não a 10 ou 45° C, ou em 40% de bílis ou 6,5% (p/v) de cloreto de sódio, mas crescem a pH 9,6. A reação de Voges Proskauer é negativa, a α-hemólise é registada no sangue bovino.

Qasem *et al.*, (2009) referiram que o *S.agalactia* é um cocos Gram-positivo e negativo em termos de oxidase e catalase. Com base no índice de perfil analítico API 20 Strep e nos resultados do agrupamento de Lancefield.

Tukmechi *et al.* (2009) identificaram os isolados do tecido renal, fígado, coração e baço como

S.iniae com base em caraterísticas fisiológicas e bioquímicas. Cultivaram os isolados em TSA, BHIA e as placas foram incubadas aerobicamente a 25° C durante até 72 horas. Os organismos isolados consistiam em cocos Gram-positivos e não-móveis anaeróbios facultativos que apresentaram reação negativa no teste da catalase.

Suanyuk *et al.* (2010) investigaram que os isolados bacterianos de peixes de tilápia vermelha infectados foram identificados como *S.iniae* através de caraterísticas fenotípicas convencionais. Descreveram os seus caracteres como cocos Gram-positivos; catalase e oxidase negativas; β-hemolíticos em ágar sangue (5% sangue de ovelha); sem crescimento em ágar bile esculina (40% bile), sem crescimento em 6,5-10% NaCl e PH 9,6, com uma gama de temperaturas elevadas de 40-45° C.

2.1.4.3. Identificação de espécies de *Streptococcus* por PCR:

Gun *et al.* (2006) utilizaram a PCR multiplex para a deteção de *S.iniae, S.parauberis e Lactococcus graviae*, que foram detectados em bandas de 300 pb, 718 pb e 1100 pb, respetivamente.

Riffon *et al.* (2001) referiram que foram desenvolvidos ensaios individuais de PCR para a deteção dos agentes patogénicos dos peixes associados à estreptococose de águas quentes.

Colorni *et al.* (2002) afirmaram que, a nível molecular, a amplificação por PCR com iniciadores específicos para a sequência 16S rDNA *de S.iniae* confirmou a identificação da espécie. Por conseguinte, apesar das semelhanças fenotípicas, bioquímicas e patogénicas, este isolado de água doce e os isolados marinhos israelitas mais recentes parecem ser estirpes intra-específicas diferentes.

Romalde e Toranzo (2002) relataram que as técnicas moleculares para diagnosticar a estreptococose em peixes foram aplicadas a dois agentes etiológicos, *Lactoccus gravieae* e *S.iniae*.

Lau *et al.* (2003) afirmaram que as ferramentas moleculares utilizadas incluem a sequenciação da região espaçadora intergénica entre os genes ribossómicos 16S 23S, o gene ribossómico 16S ou a hibridação do ADN da chaperonina.

Mata *et al.* (2004a) afirmaram que seria necessário um grande número de ensaios PCR individuais se fossem utilizados conjuntos de iniciadores únicos num grande número de amostras clínicas, o que pode ser um processo relativamente dispendioso e moroso. A deteção simultânea de vários agentes patogénicos com uma abordagem de PCR multiplex (m-PCR) seria relativamente rápida e rentável. Afirmaram também que o ensaio m-PCR é um instrumento eficaz para a deteção rápida e específica de *S. iniae*, o principal agente patogénico envolvido na estreptococose da água de vermes, obtido não só em cultura pura, mas também a partir de homogenatos de tecidos de peixes inoculados e de peixes naturalmente infectados. Por conseguinte, poderia ser uma alternativa útil ao método baseado em culturas para o diagnóstico de rotina de infecções estreptocócicas em peixes de águas quentes. Amplificaram o gene da oxidase do lactato (lact-O).

Mata *et al.* (2004b) referiram que foi também desenvolvido um ensaio de PCR baseado no gene da oxidase do lactato, que foi considerado capaz de detetar *S,iniae* com maior especificidade do que quando é utilizado o gene 16S rRNA, e no prazo de 1 dia após a receção de uma amostra (por oposição aos 2-3 dias necessários para o isolamento tradicional e a identificação por testes bioquímicos).

Klesius *et al.* (2006) referiram que a técnica tradicional de cultura em placas para detetar e identificar *S.iniae* é morosa e pode ser problemática devido às variações fenotípicas dos isolados de *S.iniae*. O impacto económico grave da transmissão rápida desta doença exige o desenvolvimento de uma técnica rápida, fiável, específica e sensível para detetar e identificar *S.iniae*. Acrescentaram que foram desenvolvidos vários métodos baseados no ADN e nas proteínas para a deteção e o diagnóstico da infeção por *S.iniae*.

Roach *et al.* (2006) referiram que os métodos bacteriológicos padrão não eram adequados para a identificação do agente patogénico *S.iniae* em peixes. Além disso, o *S.iniae* não pode ser identificado pela maioria dos métodos comerciais de identificação bacteriana.

Maisak *et al.* (2007) referiram que a identificação por PCR utilizando os primers C1/C2 apresentou um amplicon de 207 pb para *Streptococcus* spp. e um amplicon de 300 pb para *S.iniae* utilizando os primers Sin-1/Sin-2. As amplificações positivas em todas as amostras foram observadas apenas para as bactérias correspondentes. A técnica de PCR confirmou que todos os 60 isolados eram bactérias estreptocócicas, tal como indicado pelo sistema API.

Qasem *et al.*, (2009) identificaram *S.agalactiae* utilizando a amplificação aleatória de análises de ADN polimórfico (RAPD), em que 58 de 66 isolados recuperaram de amostras de peixe (87,9%) e 5 de 5 amostras de esgotos (100%).

Cheng *et al.* (2010) registaram que os métodos de ADN identificam *S.iniae* com base nas especificidades da sequência dos genes que codificam 16S rRNA, o espaçador intergénico entre 16S e 23S rRNA, chaperonina 60 e lactato oxidase.

Suanyuk *et al.* ('2010) ilustraram que o ensaio de PCR resultou na amplificação de uma banda de 300 pb (16 S rRNA) e de uma banda de 870 pb (lctO) que foram detectadas em todos os isolados *de S.inaie*, incluindo a estirpe de *S.inaie* refrences. Não se registou qualquer amplificação quando foram utilizadas como modelo bactérias fenotipicamente relacionadas.

Al-Harbi (2011) demonstrou que a especificidade dos dois conjuntos de primers de oligonucleótidos utilizados para a deteção por PCR foi confirmada para gerar amplicões específicos para *S.inaie.* A amplificação por PCR foi específica, dando origem a produtos com o tamanho esperado para *S.inaie*. Além disso, o autor afirmou que, a nível molecular, a amplificação por PCR com primers específicos para *S.inaie* 16rRNA e para o gene da lactato oxidase (lct-O) confirmou a identificação da espécie. A especificidade dos dois conjuntos de iniciadores foi testada utilizando o modelo de ADN genómico puro extraído da estirpe tipo *S.inaie* (ATCC 29178). A amplificação por PCR foi específica, dando origem a produtos com o tamanho esperado para o agente patogénico correspondente. Com os iniciadores do gene 16S rRNA, o ensaio de PCR resultou na amplificação de uma banda de 300 pb detectada na estirpe testada (AH1) e na estirpe de referência *S.inaie* ATCC 29178. A combinação de iniciadores (lctO) também mostrou o produto de amplificação esperado de 870 pb em *S.inaie* ATCC29178. Não foram amplificadas bandas específicas noutras estirpes, tais como *S.agalactiae* e *Lactococcus graviiea* ATCC 43921.

2.1.4.4. Sinais clínicos e exame post-mortem:

Austin e Austin (2007) mencionaram que os sinais clínicos que apareciam nas tilápias infectadas com *Streptococcus iniae* eram letárgicos, nadavam de forma errática e mostravam sinais de rigidez dorsal e presença de ascite nos peixes afectados.

Badr *et al.* (2012) registaram que a taxa de mortalidade foi de 26,27% durante a segunda semana após a infeção. A formação de úlceras e a exoftalmia foram os sinais clínicos caraterísticos observados na tilápia do Nilo após a quarta semana de infeção experimental com *S.iniae.*

Suanyuk *et al.* (2010) registaram a acumulação de líquido na cavidade peritoneal e hemorragia nos órgãos internos com fígado pálido e baço aumentado em tilápias vermelhas infectadas naturalmente com *S.iniae.*

Amal e Zamri (2011) afirmaram que a infeção causada por estreptococos na tilápia leva a vários sinais clínicos. Estes incluem hemorragias nas placas branquiais, perda de apetite, deslocamento da coluna vertebral, hemorragia nos olhos, opacidade da córnea e hemorragia na base das barbatanas. Os sinais mais proeminentes são a exoftalmia, também conhecida como "pop eye", e o abdómen distendido. Outros sinais clínicos incluem o escurecimento da pele e a natação errática, que consiste em espiralar ou girar logo abaixo da superfície da água. Nalguns casos, porém, os peixes afectados não apresentavam sinais clínicos evidentes antes de morrer e a mortalidade deve-se principalmente a septicemia com infeção do cérebro e do sistema nervoso.

III MATERIAL E MÉTODOS

111.1 Materiais:

111.1.1.Amostras:

Um total de 180 peixes *O.niloticus* vivos recém-capturados (todas as amostras estavam aparentemente doentes), que foram recolhidos aleatoriamente de 10 explorações diferentes de *O.niloticus* de diferentes localidades na província de Kafrelsheikh, que se queixavam de uma elevada taxa de mortalidade dos peixes Tilapia com sinais de septicemia (exoftalmia unilateral e bilateral, úlceras cutâneas e hemorragias).

111.1.2.Meios utilizados para o isolamento de bactérias:

111.1.2.1. Meio líquido:

- Caldo de infusão cérebro-coração (Oxoid)
- Caldo de nutrientes (Oxoid).

111.1.2.2. Semi-sólido Médio:

- Ágar nutriente semissólido: É utilizado para a preservação de todos os isolados bacterianos, bem como para a deteção da motilidade bacteriana **(MacFaddin 2000).**

111.1.2.3. Meios selectivos de ágar:

- **Ágar *Aeromonas* (Lab M).**
- **Ágar Edwards (Oxoid).**
- **Ágar de sacarose com sal biliar e citrato de tiossulfato (TCBS) (Oxoid).**

111.1.3.Meios utilizados para a identificação bioquímica:

- **Ágar tríplice açúcar-ferro (TSI) (Oxoid): para deteção da produção de sulfureto de hidrogénio (H_2 S), bem como da fermentação da glucose, da lactose e da sacarose, através da alteração do rabo e da inclinação. Utilização de sulfato de Feruss e tiossulfato de sódio para a produção de H_2 S.**
- Ágar ureia base Christensens (Oxoid): Utilizado para a deteção da atividade de urease do M.O.
- Ágar **citrato de Simmons** (Difco): Foi utilizado para o teste de utilização de citrato.

- Meio de caldo de fosfato de glucose (Difco): Foi utilizado nos testes do vermelho de metilo e de vogues-proskauer (testes MR-VP).

- Caldo de triptona (Oxoid): É utilizado para a deteção do teste do indol.

111.1.4.Manchas:

- Coloração de Gram a 1% (Egyptian Diagnostic Media, EDM): Utilizada para a deteção da morfologia bacteriana

111.1.5.Produtos químicos e reagentes:

- Solução de vermelho de metilo a 0,04% para o ensaio MR.
- 5% de alfa-naftol em etanol absoluto para o ensaio VP.
- Solução de hidróxido de potássio a 40% para o ensaio VP.
- Reagente de oxidase (Fluka)
- Reagente de teste da catalase (MacFaddin, 2000)
- P.dimetil amino benzaldhyde (reagente indole de Kovac) (Xford).
- Etanol absoluto (Elnasr Co. Egito).

111.1.6.Materiais utilizados para a extração de ADN:

- Kits de extração de ADN (Thermo-Scientific).
- Tampão de lise bacteriana.
- Lisozima (Thermo-Scientific).
- Proteinase-K (Thermo-Scientifi.c)
- RNAase (Thermo-Scientific).

111.1.7.Materiais utilizados para a reação em cadeia da polimerase (PCR):

- 2 X Master Mix (Intron)
- Primers: são apresentados na tabela (1).

Tabela (1) Primers de oligonucleótidos utilizados para a amplificação de genes específicos:

Objetivo	Nome do iniciador	Sequência de oligonucleótidos (5-3)	Comprimento do fragmento amplificado	Referência
Espécies de *Aeromonas*	AER-F AER-R	CTA CTT TTG CCG GCG AGC GG TGA TTC CCG AAG GCA CTC CC	953 pb	**Lee *et al.* (2002)**

Aeromonas hydrophila	16SrRNA-F 16SrRNA-R	GGCCTTGCGCGATTGTATAT GTGGCGGATCATCTTCTCAG A	103 pb	**Trakhna *et al.* (2009)**
Espécies de *Pseudomon*	PA-GS-F PA-GS-R	GACGGGTGAGTAATGCCTA CACTGGTGTTCCTTCCTATA	618 pb	**Spilker *et al.* (2004)**
Pseudomon as aeruginosa	PA-SS-F PA-SS-R	GGGGGATCTTCGGACCTCA TCCTTAGAGTGCCCACCCG	956 pb	
Pseudomon as fluorescens	16SPSEflu-F 16SPSE-R	TGCATTCAAAACTGACTG AATCACACCGTGGTAACCG	850 pb	**Scarpellini *et al.* (2004)**
Vibrio spp.	V.16S-700-F V.16S-325-R	CGGTGAAATGCGTAGAGAT TTACTAGCGATTCCGAGTTC	663 pb	**Samy *et al.* (2014)**
Vibrio alginolyticu s	gyrB-F gyrB-R	GAGACCCGACAGAAGCGAA G CCTAGTGCGGTGATCAGTGT TG	337 pb	**Shuang *et al.* (2014)**
Vibrio anguillarum	Van-ami8 Van-ami417	ACATCATCCATTTGTTAC CCTTATCACTATCCAAATTG	429 pb	**Gyeong- Eun *et al.* (2007)**
Espécies de *Streptococc us*	C-1 C-2	GCGTGCCTAATACATGCAA TACAACGCAGGTCCATCT	207 pb	**Maisak *et al.* (2008)**
Streptococc us iniae	Sin-1b Sin-2	CTAGAGTACACATGTAGCTA AG GGATTTTCCACTCCCATTAC	300 pb	**Zlotkin *et al.* (1998)**
Streptococc us agalactia	F1 IMOD	GAGTTTGATCATGGCTCAG ACCAACATGTGTTAATTACT C	220 pb	**Itsaro *et al.* (2012)**

111.1.8.Materiais utilizados para a eletroforese em gel:

- Agarose (grau biotecnológico AGA001.100 - Bioshop® Canada Inc)
- Tampão de corrida Tris acetato EDTA (TAE)
- Escada de ADN de 100 pb (Fermentus) & (Introne Biotechnology, Inc)
- 6X corante de carga de ADN (Fermentus)
- Brometo de etídio.

111.1.9.Equipamentos e instrumentos:

1. Autoclave (CL-32L-Japão).
2. Incubadora (JSGT - 150T).

3. Medidor de PH (Tenco - Japão).
4. Forno de ar quente (MEmmerT).
5. Armário de segurança contra riscos biológicos (JSCB-1500SB - Koria).
6. Vortex (945301 VMR - EUA).
7. Centrifugadora multi-spin (msc-3000 BioSAn - Lativia).
8. Bloco térmico (Multiplus -H-13 - Espanha).
9. Centrifugadora de arrefecimento (K2015R - Hermal).
10. Termociclador Peltier (MG 960T enzyme® - EUA).
11. Micro ondas (R-241R (S) - Sharp).
12. Eletroforese horizontal em gel (SCIE-PLAS, Reino Unido).
13. Unidade de alimentação eléctrica (Consor TEv222).
14. Sistema de documentação em gel (UVDI - 312-220).
15. Água Millipore (Diret-Q3-®).
16. Fabricante de tce (Kss - 85).
17. Balança digital (ADAM - AE4381227).

3.2.Métodos:

3.2.1. Recolha de amostras de peixes :

Os peixes foram recolhidos aleatoriamente a partir de peixes vivos *O.niloticus* capturados em tanques que foram recolhidos aleatoriamente de 10 explorações diferentes de tilápia, onde estes peixes foram transferidos vivos para o Laboratório Central de Diagnóstico e Investigação, Faculdade de Medicina Veterinária, Universidade de Kafrelsheikh, no prazo de 4 horas a partir do momento da captura para exame clínico post mortem e bacteriológico para isolar os agentes patogénicos.

Cada amostra de peixe foi posteriormente examinada em relação a um espécime específico de fígado, rim e baço, bem como a um espécime visceral de poling, um espécime de cérebro e um espécime de lesão cutânea (se presente).

3.2.2. Exame clínico dos peixes:

Foi efectuado de acordo com **Noga (1996).**

3.2.3. Exame post mortem

Foi efectuada de acordo com o método descrito por **Schaperclaus *et al.* (1992).**

3.2.4. Isolamento e identificação de isolados bacterianos :

3.2.4.1. Isolamento de bactérias:

Os espécimes microbiológicos (visceras, cérebro e úlceras cutâneas) de 180 amostras de peixe *O.niloticus* foram inoculados em caldo de infusão de cérebro-coração, que foi incubado aerobicamente a 37° C durante 18-24 horas, e depois uma porção do caldo de cultura foi inoculada em meios de ágar de diagnóstico seletivo: meio de ágar *Aeromonas*, ágar Edward e meio de ágar TCBS que foram incubados aerobicamente a 37° C durante 18-24 horas, mas o ágar Edwards foi incubado durante 18-72 horas.

Uma colónia típica separada de cada meio de ágar selecionado foi colhida e novamente colocada no mesmo meio de ágar para purificação, que foi incubado aerobicamente a 37° C durante 18-24 horas, e o ágar Edward foi incubado durante 18-72 horas.

Depois disso, uma colónia típica separada do meio de ágar foi colhida e transferida para caldo de infusão cérebro-coração, incubada aerobicamente a 37° C durante 18-24 horas, depois conservada em glicerol a 25% a - 85° C no frigorífico e outra cópia espetada em ágar semi-sólido, que foi conservado no frigorífico a 4° C e apresentado posteriormente para testes bioquímicos.

<u>**As caraterísticas morfológicas:**</u>

- **1) Coloração de Gram (APHA,1992):**

Foram preparados esfregaços a partir da cultura pura, corados com a coloração de Gram e examinados microscopicamente com lentes de imersão em óleo para avaliar os seus caracteres morfológicos (Gram positivos ou negativos).

- **2) Motilidade (MacFaddin, 2000)**

Este teste é específico para *Aeromonas* e *Pseudomonas*, tendo sido colhida uma amostra de culturas com 24 horas de idade e inoculada em ágar semi-sólido por esfaqueamento, sendo depois incubada a 37° C durante 18-24 horas. O crescimento disseminado em torno da linha de esfaqueamento indica resultados positivos.

As colónias em crescimento que provaram ter estes dois caracteres morfológicos foram submetidas a critérios bioquímicos de identificação.

3.2.4.2. Identificação bioquímica:

3.2.4.2.1. Teste da oxidase (MacFaddin, 2000)

3.2.4.2.2. Teste da catalase (MacFaddin, 2000)

3.2.4.2.3. Produção de indole (MacFaddin, 2000)

3.2.4.2.4. Teste de utilização de citrato

3.2.4.2.5. Testes MR-VP (7237)

3.2.4.2.6. Teste da urease.

3.2.4.2.7. Teste de tripla injeção de açúcar (TSI).

3.2.4.2.8. Produção de H_2S.

3.2.5. Deteção de bactérias recuperadas por PCR

3.2.5.1. Extração de ADN de isolados bacterianos:

De acordo com **Ahmed *et al.* (2007),** foi inoculada uma única colónia em 5 ml de caldo de infusão de cérebro-coração e incubada a 37° C, misturando 800 µL de água destilada estéril com 200 µL de caldo bacteriano acabado de cultivar num tubo Eppendorf estéril. Aquecimento a 96° C num bloco térmico, mistura por vórtex e centrifugação a 10000 rpm durante 15 minutos numa centrífuga de arrefecimento. Após a centrifugação, transferir cerca de 200 µL do sobrenadante para outro Eppendorf estéril, conservar em seguida a -20° C e deitar fora o restante.

3.2.5.2. Amplificação por PCR:

a. O volume total da reação foi de 25 µL para uma amostra, como mostra a tabela (2):

Tabela (2): Mistura geral de PCR de todas as amostras:

-	2 X Master Mix (Intron)	12,5 µL
-	Primário direto de cada gene (20 pmol/ µL)	1,25µL
-	Primário inverso de cada gene (20 pmol/ µL)	1,25µL

- Modelo de ADN	5,0µL
- Água de grau PCR	5µL
Volume total da reação	25µL

b. Condições de PCR: São apresentadas na tabela (3)

Tabela (3): Condições gerais da PCR:

	Gene	**Arranque a quente**	**Denat.**	**Recozimento.**	**Prim. ext.**	**Cy.**	**Final ext.**	**Objetivo**
1	***Aeromonas* spp.**							
	AER-F AER-R	94° C/4 min	94° C/1 min	68° C/30 seg	72 C/45° sec	35	72°C/10 min	953 pb
2	***A.hydrophila***							
	16SrRNA-F 16SrRNA- R	94° C/2 min	94° C/30 seg	55,5° C/30 seg	72 C/30° sec	35	72°C/10 min	103 pb
3	***Pseudomonas* spp.**							
	PA-GS-F	94 C/2°	94 C/20°	54 C/30°	72 C/40°	25	72°C/1	618 pb
	PA-GS-R	min	sec	sec	sec		min	
4	***Ps.aeruginosa***							
	PA-SS-F PA-SS-R	94 oC/2 min	94 oC/20 seg	58oC/30 seg	72 oC/40 sec	25	72°C/1 min	956 pb
	Psfluorescens							
	16SPSEflu-F 16SPSE-R	94 oC/2 min	94 oC/1 min	55oC/40 seg	72 oC/1 min	25	72°C/7 min	850 pb
6	***Vibrio* spp.**							
	V.16S-700-F V.16S-325-R	93 oC/15 min	92 oC/40 seg	57 oC/1 min	72 oC/90 sec	35	72°C/7 min	663 pb
7	***Vibrio alginolyticus***							
	gyrB-F gyrB-R	94 oC/2 min	94 oC/30 sec	60 oC/30 seg	72 oC/2 min	30	72°C/10 min	337 pb

8	*Vibrio anguillarum*							
	Van-ami8 Van- ami417	95 oC/10 min	95 oC/30 sec	56oC/30 seg	72 oC/30 sec	25	72°C/7 min	429 pb
9	***Streptococcus* spp.**							
	C-1 C-2	94 oC/4 min	94 oC/1 min	55 oC/1 min	72 oC/1 min	30	72°C/10 min	207 pb
10	***S.iniae***							
	Sin-Ib Sin-2	94 oC/5 min	94 oC/30 seg	50 oC/30 seg	72 oC/30 sec	30	72°C/10 min	300 pb
12	***S.agalactia***							
	F1 IMOD	94 oC/4 min	94 oC/1 min	58 oC/1 min	72 oC/2 min	35	72°C/10 min	220 pb

3.2.6. Eletroforese em gel de agarose dos produtos de PCR amplificados:

- Os produtos da PCR foram analisados em gel de agarose de acordo com os procedimentos padrão (**Sambrook *et al.*1989**)

- Os produtos da PCR foram colocados em gel de agarose a 1,5% e 2% (com brometo de etídio), de acordo com o tamanho do alvo, em tampão TAE 1X, utilizando 13 µl de produto da PCR por poço. O gel funciona a 100 volts durante 50 minutos na unidade de eletroforese em gel (SCIE-PLAS, Reino Unido).

- As bandas esperadas foram detectadas em comparação com a escada de ADN de 100 pb utilizando um transiluminador UV e fotografadas por um sistema de documentação em gel (UVDI, Winpact Scientific).

IV RESULTADOS

4.1. Exame bacteriológico de amostras de peixe:

Um número total de 205 isolados de *Aeromonas* spp. e *Pseudomonas* spp. apresentaram colónias translúcidas em meio de ágar Aeromonas a 37° C durante 18-24 horas de incubação, como se mostra na fotografia (1) e na tabela (4). A diferenciação entre *Aeromonas* spp. e *Pseudomonas* spp. foi efectuada através de testes bioquímicos e confirmada por PCR.

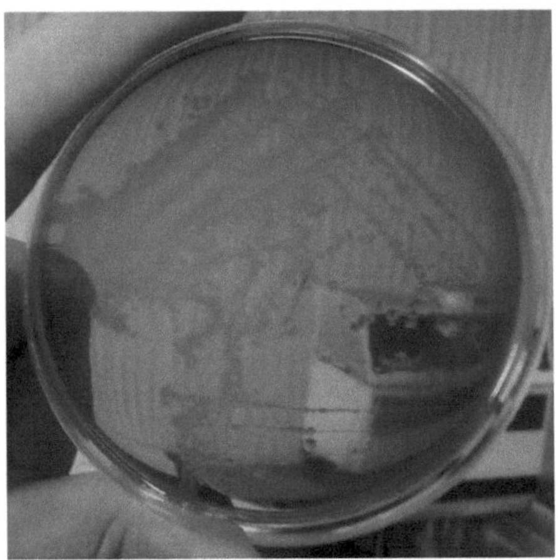

Foto (1): Colónias translúcidas *de Aeromonas* spp. e *Pseudomonas* spp. em meio de ágar Aeromonas.

Vibrio spp. apresentou colónias amarelas em ágar TCBS a 37° C durante 18-24 horas, como se mostra na fotografia (2), com um número total de 82 isolados bacterianos (quadro 4). Enquanto 88 isolados de *Streptococcus* spp. apresentaram colónias de cor azul com β-hemólise em ágar Edward com 5% de hemácias de carneiro a 37° C durante 24-72 horas, como se mostra na fotografia (3) e no quadro (4).

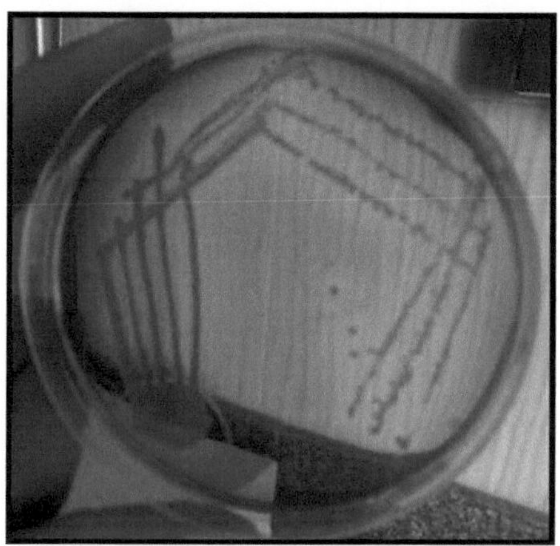

Foto (2): Colónias amarelas de *Vibrio* spp. em ágar TCBS

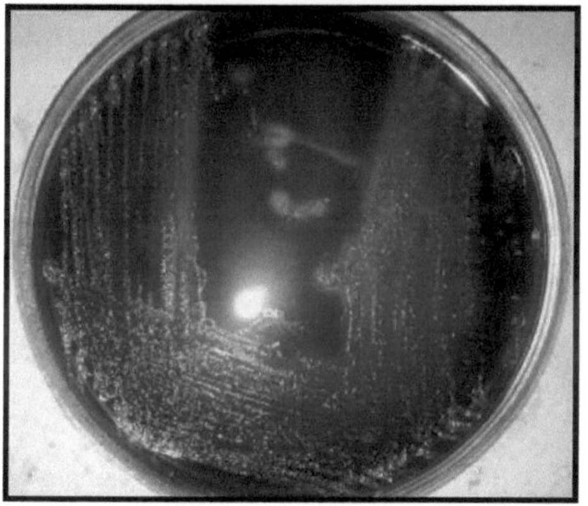

Foto (3): *Streptococcus* spp. apareceu em colónias incolores a azuis com β-hemólise em ágar Edwards

Tabela (4): Ocorrência de isolados bacterianos em diferentes meios selectivos de ágar:

Número total de peixes examinados	Número total de isolados após purificação em ágar seletivo			N.º total de bactérias recuperadas
	Aeromonas spp. e *Pseudomonas* spp.	*Vibrio* spp.	*Streptococcus* spp.	
180	205	82	88	375

4.3. Caraterísticas bioquímicas dos isolados bacterianos:

4.3.1. Caraterísticas bioquímicas das bactérias Gram-negativas:

- Os caracteres bioquímicos das bactérias Gram-negativas são apresentados no quadro (5).

4.3.1.a. *Aeromonas* spp:

Positivo no teste de produção de oxidase, catalase e indol, mas foram observados resultados variáveis no teste de urease, vermelho de metilo, voges-proskaur e utilização de citrato. No caso do sulfureto de hidrogénio, poucas estirpes foram positivas.

4.3.1. b. *Pseudomonas* spp:

Positivo em oxidase e catalase. Resultados variáveis no teste da urease e no teste de utilização de citratos e resultados negativos na produção de indol, vermelho de metilo, proskaur de voges e produção de sulfureto de hidrogénio.

4.3.1. c. *Vibrio* spp:

Resultados positivos nos testes da oxidase, da catalase, da produção de indol, do proskaur de voges e da utilização de citratos. Resultados negativos no teste da urease, no iorn triplo do açúcar e no vermelho de metilo.

Tabela (5): Caraterísticas fenotípicas das bactérias Gram-negativas isoladas de peixes cultivados:

	Espécies de bactérias	*Aeromonas* spp.	*Pseudomonas* spp.	*Vibrio* spp.
	Coloração de Gram	Varas G -ve	Varas G -ve	G -ve, hastes, forma de vírgula
	Motilidade	+ve	+ve	-ve
Testes bioquímicos	**Oxidase**	+ve	+ve	+ve
	Catalase	+ve	+ve	+ve
	Urease	v	v	-ve
	ETI	k/k	k/k	-ve
	Produção de H_2S	+ve	-ve	-ve
	Indole	+ve	-ve	+ve
	Vermelho de metilo	v	-ve	-ve
	Voges proskour	v	-ve	+ve
	Citrato	v	v	+ve
	Número de isolados após testes bioquímicos	124	50	65

- (k/k) ->Não há fermentação de açúcar
- (v) ÷ Variável
- (+ve)÷Positivo
- (-ve) ÷Negativo

4.3.2. Caraterísticas bioquímicas das bactérias Gram-positivas:

- Positivo no teste da catalase e da oxidase. Como indicado no quadro (6).

Tabela (6): Caraterísticas fenotípicas das bactérias Gram-positivas isoladas de peixes cultivados:

Espécies de bactérias		*Streptococcus* spp.
Coloração de Gram		Gm +ve Cocci
Motilidade		-ve
Bioquímica testes	**Oxidase**	-ve
	Catalase	-ve
Número de isolados após testes bioquímicos		80

4.4. Ocorrência de bactérias isoladas de amostras de peixe:

Foi recuperado um total de 375 isolados bacterianos Gram-negativos e Gram-positivos não repetidos a partir de 180 amostras de peixe *O.niloticus* (cérebro, úlcera cutânea e amostras de pooling de (fígado, rim e baço). De acordo com a tabela (7) e a figura (1), a ocorrência de isolados bacterianos foi a seguinte *Aeromonas* spp. foi 124 de 205 isolados (60,5%), *Pseudomonas* spp. 50 de 205 isolados (24,4%); *Vibrio* spp. foi 65 0de 82 isolados (79,3%) e *Streptococcus* spp. foi 80 de 88 isolados (90,9%).

Tabela (7): Ocorrência de bactérias isoladas de *O.niloticus* naturalmente infetado (bioquimicamente):

Espécies de bactérias recuperadas	Total de isolados recuperados de ágar seletivo	Número de isolados identificados bioquimicamente	Percentagem %
Aeromonas spp.	205	124	60.5
Pseudomonas spp.		50	24.4
Vibrio spp.	82	65	79.3
Streptococcus spp.	88	80	90.9

N.B.: Percentagem calculada a partir do número total de isolados.

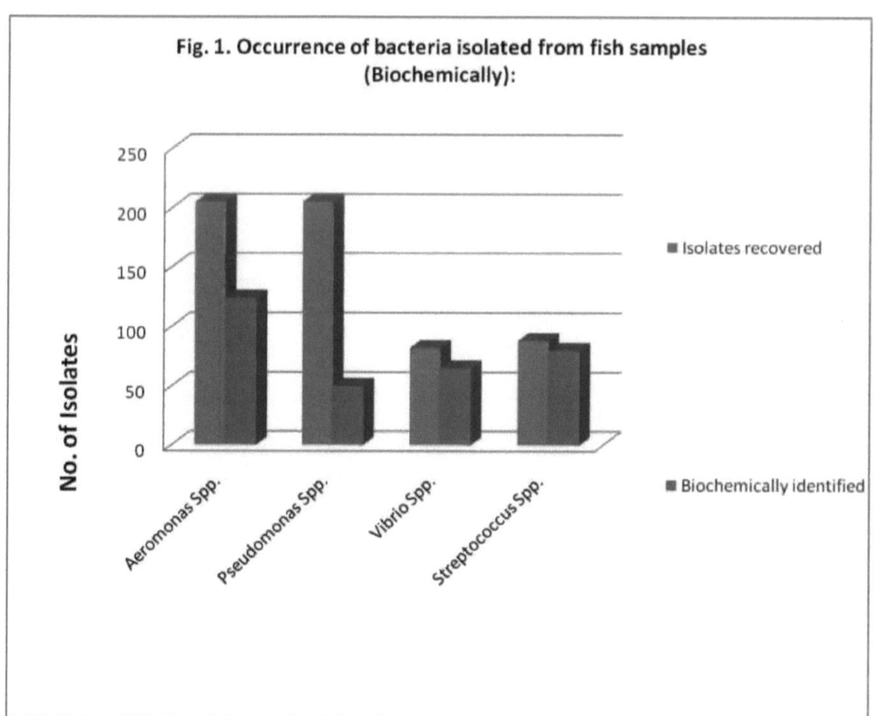

Figura (1): Ocorrência de bactérias isoladas de *O.niloticus* naturalmente infetado

(bioquimicamente).

4.5. Deteção molecular dos diferentes isolados bacterianos identificados bioquimicamente (por PCR):

A Tabela (8) e a Fig. (2) mostram que a deteção molecular de isolados através da reação em cadeia da polimerase (PCR) confirmou que 111/124 estirpes de *Aeromonas* spp. eram positivas, com uma percentagem de 89,5% no tamanho molecular de 953 pb, como mostra a Fig. (7). No que respeita a *Pseudomonas* spp., 43/50 estirpes foram positivas, com uma percentagem de 86% no tamanho molecular de 618 pb, como se mostra na Fig. (9). Relativamente a *Vibrio* spp., houve 50/65 estirpes positivas com uma percentagem de 76,9% no tamanho molecular de 663 pb, como se mostra na Fig. (12), e 62/80 estirpes de *Streptococcus* spp. com uma percentagem de 77,5% no tamanho molecular de 207 pb, como se mostra na Fig. (15).

Tabela (8): Caracterização molecular dos diferentes isolados bacterianos identificados bioquimicamente (Por PCR):

Espécies de bactérias recuperadas	**Número total de isolados bacterianos (bioquimicamente)**	**Resultado da PCR**	
		Número	**Percentagem %**
Aeromonas spp.	124	111	89.5
Pseudomonas spp.	50	43	86
Vibrio spp.	65	50	76.9
Streptococcus spp.	80	62	77.5

N.B.: Percentagem calculada a partir do número total de espécies isoladas.

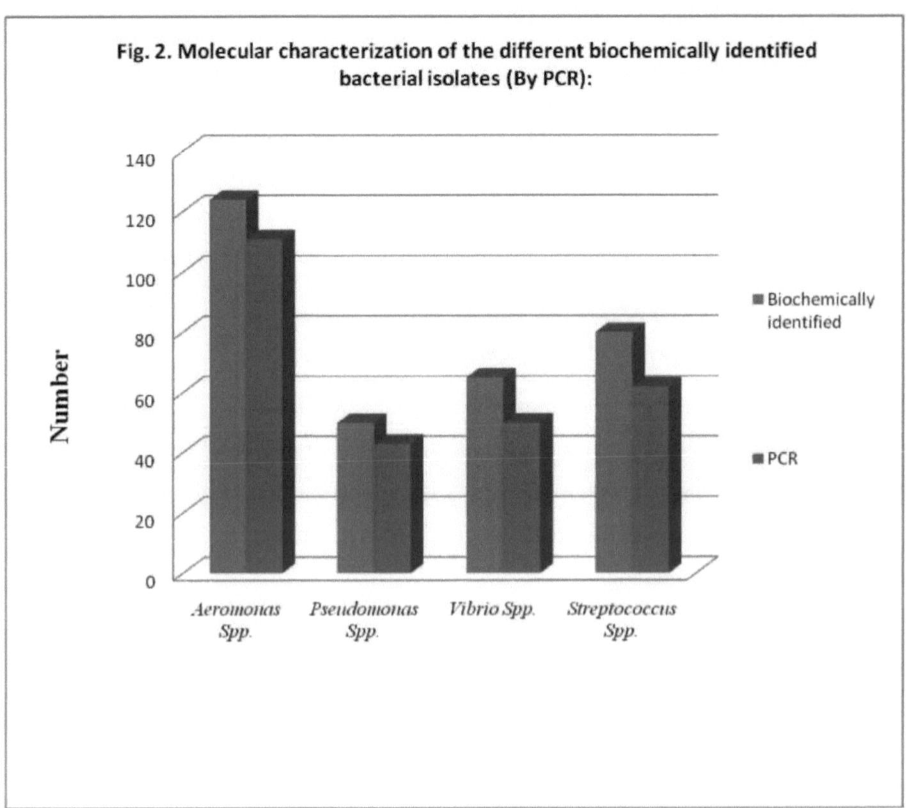

Figura (2): Caracterização molecular dos diferentes isolados bacterianos identificados bioquimicamente (por PCR).

4.5.1. Caracterização molecular de *Aeromonas* spp:

A caraterização molecular de 111 estirpes *de Aeromonas* spp. revelou 86 estirpes de *A.hydrophila* com uma percentagem de 77,5% com um tamanho molecular de 103 pb e 25 estirpes de outras *Aeromonas* spp. com uma percentagem de 22,5%, tal como indicado no quadro (9) e nas figuras (3 e 8).

4.5.2. Caracterização molecular de *Pseudomonas* spp:

A caraterização molecular de 43 estirpes *de Pseudomonas* spp. revelou 26 estirpes de *Ps.aeruginosa* com uma percentagem de 60,5% com um tamanho molecular de 956 pb (Fig. 10), 11 estirpes de *Ps.fluorescens* com uma percentagem de 25,6% com um tamanho molecular de 850 pb (Fig. 11) e 6 estirpes de outras *Pseudomonas* spp. com uma percentagem de 13,9%, tal como indicado na tabela (9) e na Fig. (4).

4.5.3. Caracterização molecular de *Vibrio* spp:

A caraterização molecular de 50 estirpes *de Vibrio* spp. revelou 8 estirpes de *V.alginolyticus* com uma percentagem de 16% com um tamanho molecular de 337 pb (Fig. 13), 5 estirpes de *V.anguillarum* com uma percentagem (10%) com um tamanho molecular de 429 pb (Fig. 14) e 37 estirpes eram outros *Vibrio* spp. com uma percentagem de 74%, tal como indicado no quadro (9) e na Fig. (5).

4.5.4. Caracterização molecular de *Streptococcus* spp:

A caraterização molecular de 62 estirpes *de Streptococcus* spp. revelou 28 estirpes de *S.iniae* com uma percentagem de 45,2% com um tamanho molecular de 300 pb (Fig. 16), 8 estirpes de *S.agalactia* com uma percentagem de 12,9% com um tamanho molecular de 220 pb (Fig. 17) e 26 estirpes de outros *Streptococcus* spp. com uma percentagem de 41,9%, tal como indicado no quadro (9) e na Fig. (6).

Tabela (9): Identificação por PCR de diferentes espécies bacterianas isoladas do peixe *O.niloticus*:

Isolados bacterianos identificados por PCR	Não.	%
Isolados *de Aeromonas* spp.	111	89.5
A.hydrophila	86	77.5
Outras *Aeromonas* spp.	25	22.5
	43	86
Isolados *de Pseudomonas* spp.	26	60.5
Ps.aeruginosa	11	25.6
Psfluorescens Outras *Pseudomonas* spp.	6	13.9
Isolados *de Vibrio* spp.	50	76.9
V. alginolyticus	8	16
V.anguillarum	5	10
Outros *Vibrio* spp.	37	74

Isolados *de Streptococcus* spp.	62	77.5
S.iniae	28	45.2
S.agalactiae	8	12.9
Outros streptococcus spp.	26	41.9

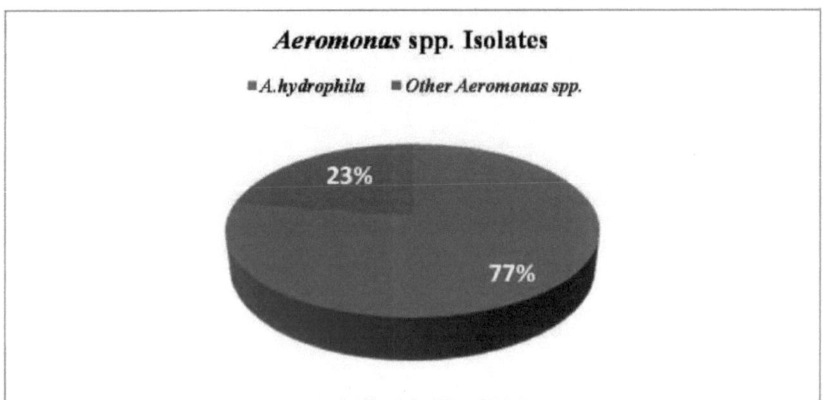

Figura (3): Identificação por PCR de *Aeromonas* spp. isoladas de *O.niloticus*.

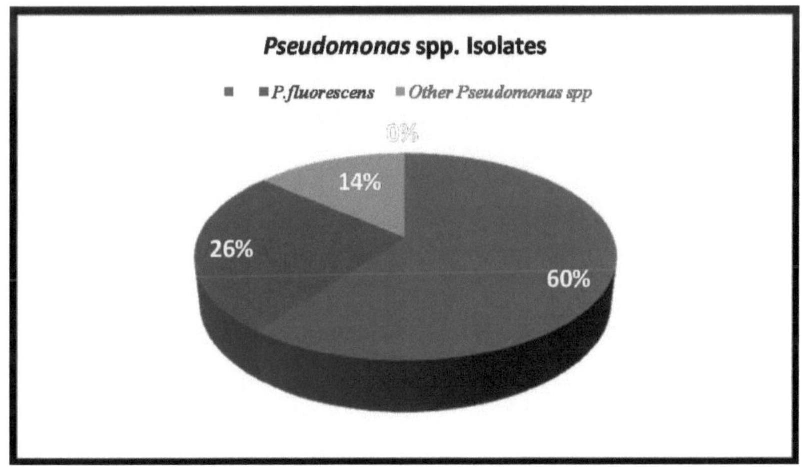

Figura (4): Identificação por PCR de *Pseudomonas* spp. isoladas de *O.niloticus*.

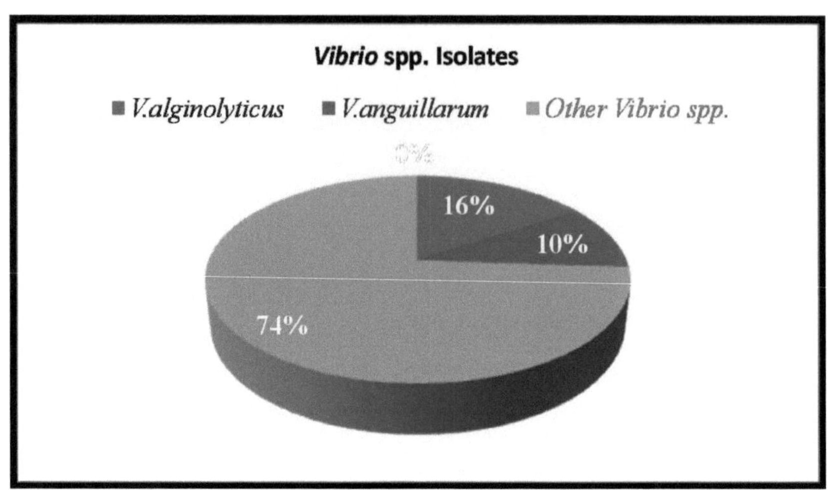

Figura (5): Identificação por PCR de *Vibrio* spp. isoladas de *O.niloticus*.

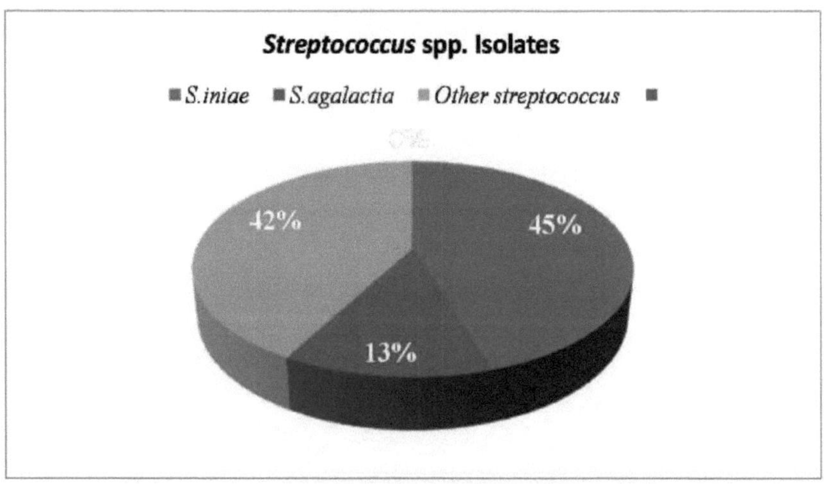

Figura (6): Identificação por PCR de *Streptococcus* spp. isolados de *O.niloticus*.

PCR Figures:

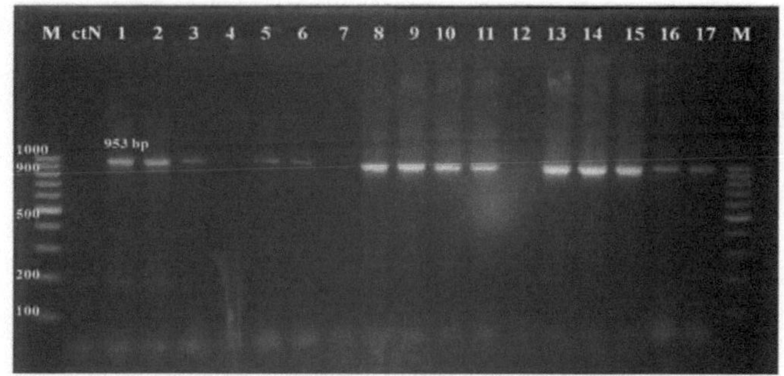

Figura (7): Eletroforese em gel de agarose (1,5%) com amplificação PCR positiva de um fragmento de 953 pb de *Aeromonas* spp.

> M: marcador de tamanho de ADN de 100 pb

> ctN: controlo negativo.

> Pista: (4, 7, 12): negativa.

Pista: (1, 2, 3, 5, 6, 7, 8, 9, 10, 11, 13, 14, 15, 16, 17): positiva.

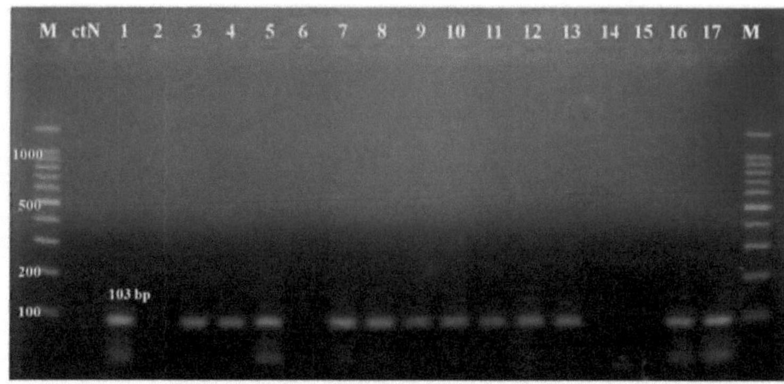

Figura (8): Eletroforese em gel de agarose (2%) com amplificação PCR positiva de um fragmento de 103 pb de *A.hydrophila.*

> M: Marcador de tamanho de ADN de 100 bp

> ctN: controlo negativo.

> Faixa: (2, 6, 14 e 15): negativa.

> pista: (1, 3, 4, 5, 7, 8, 9, 10, 11, 12, 13, 16 e 17): positivo.

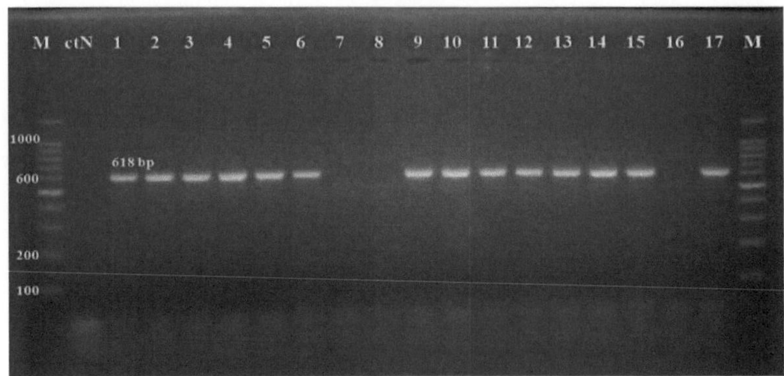

Figura (9): Eletroforese em gel de agarose (1,5%) com amplificação PCR positiva de um fragmento de 618 pb de *Pseudomonas* spp

> M: Marcador de tamanho de ADN de 100 bp

> ctN: controlo negativo.

> Faixa: (7,8 e 16): Negativo.

> Pista: (1,2,3,4,5,6,9,10,11,12,13,14,15 &17): positiva.

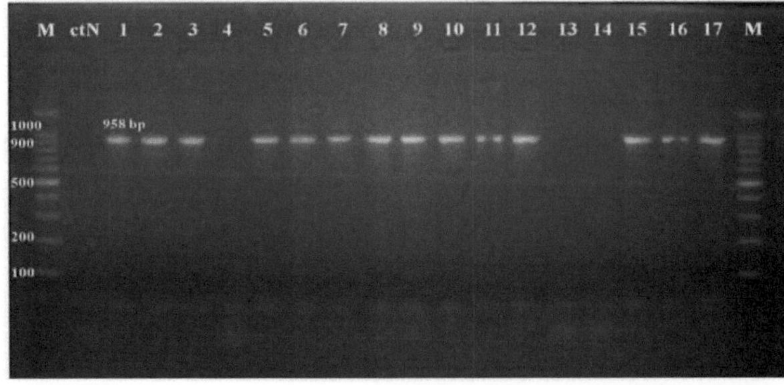

Figura (10): Eletroforese em gel de agarose (1,5%) com amplificação PCR positiva de um fragmento de 958 pb de *Ps.aeruginosa*

> M: Marcador de tamanho de ADN de 100 bp

> ctN: controlo negativo.

> Pista: (4, 13 e 14): negativa.

> Pista: (1, 2, 3, 5, 6, 7, 8, 9, 10, 11, 12, 15, 16 e 17): positivo...

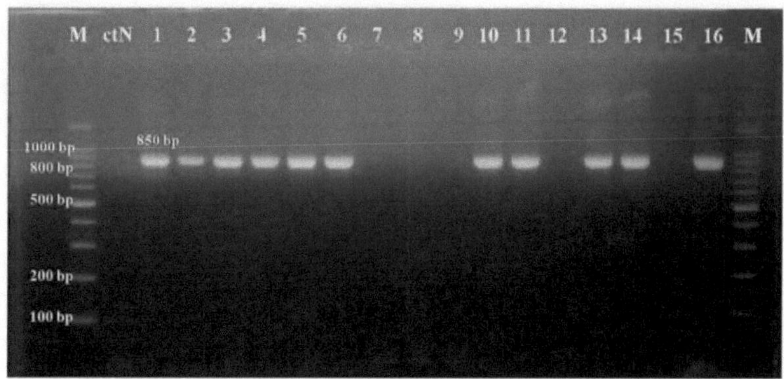

Figura (11): Eletroforese em gel de agarose (1,5%) com amplificação PCR positiva de um fragmento de 850 pb de *Ps.fluorescence*

- M: Marcador de tamanho de ADN de 100 bp
- ctN: controlo negativo.
- Pista: (7, 8, 9, 10, 12 e 15): negativa.
- Pista: (1, 2, 3,4, 5, 6, 10, 11 13 14 &16): positiva.

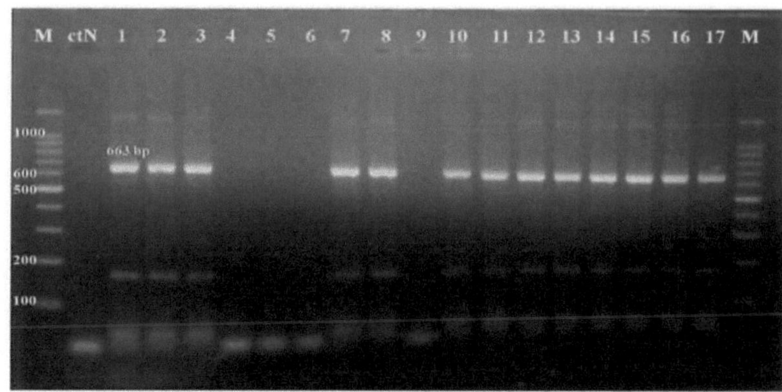

Figura (12): Mostra a eletroforese em gel de agarose (2%) com amplificação PCR positiva de um fragmento de 663 pb de *Vibrio spp*.

- M: Marcador de tamanho de ADN de 100 bp
- ctN: controlo negativo.
- Pista: (4, 5, 6 e 9): negativa.

> Pista: (1, 2, 3, 7, 8, 10, 11, 12, 13, 14, 15, 16 e 17): positiva.

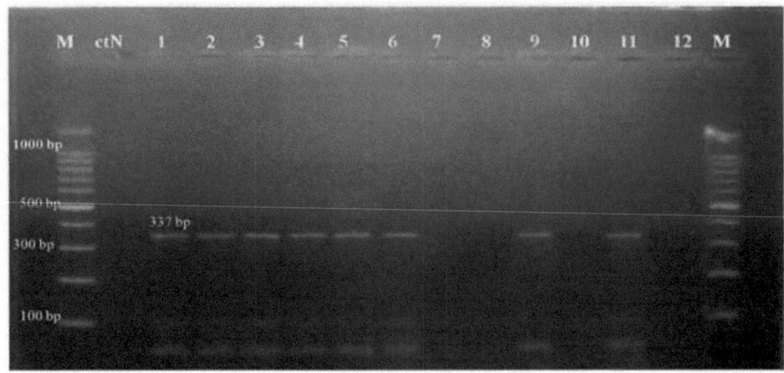

Figura (13): Eletroforese em gel de agarose (2%) com amplificação PCR positiva de um fragmento de 337 pb de *V. alginolyticus.*

- M: Marcador de tamanho de ADN de 100 bp
- ctN: controlo negativo.
- Pista: (7, 8, 10 e 12): negativa.
- Pista: (1, 2, 3, 4, 5, 6, 9 e 11): positiva.

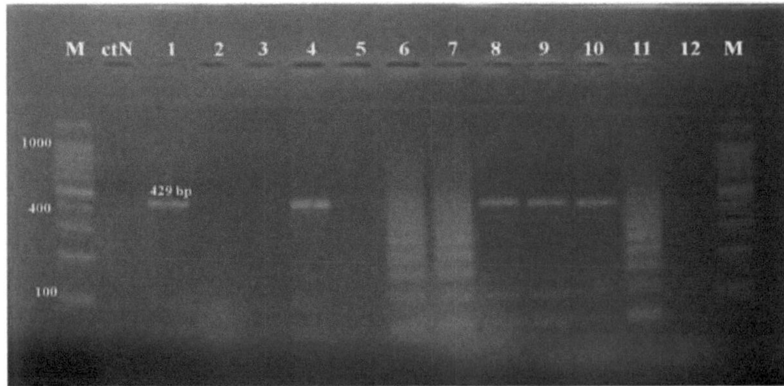

Figura (14): Eletroforese em gel de agarose (2%) com amplificação PCR positiva de um fragmento de 429 pb de *V.anguillarum* .

- M: Marcador de tamanho de ADN de 100 bp
- ctN: controlo negativo.

> Pistas: (2, 3, 5, 6, 7, 11 e 12): negativas.

> Pistas (1, 4, 8, 9 e 10): positivas.

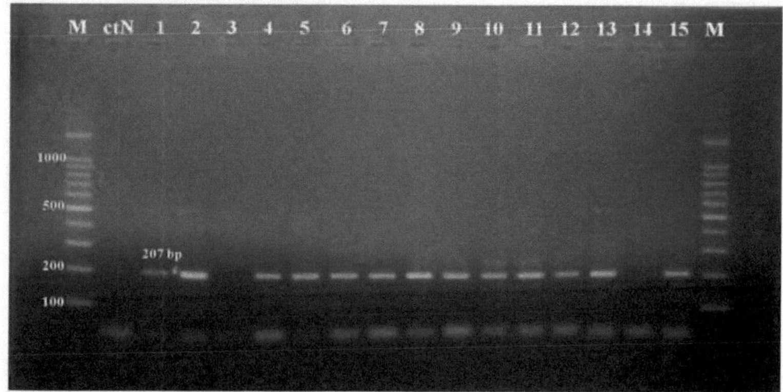

Figura (15): Eletroforese em gel de agarose (2%) com amplificação PCR positiva de um fragmento de 207 pb de *Streptococcus* spp.

> M: Marcador de tamanho de ADN de 100 bp

> ctN: controlo negativo.

> Pista: (3 & 14): negativa

> Pista: (1, 2, 4, 6, 7, 8, 9, 10, 11, 12, 13, 14 e 15): positiva.

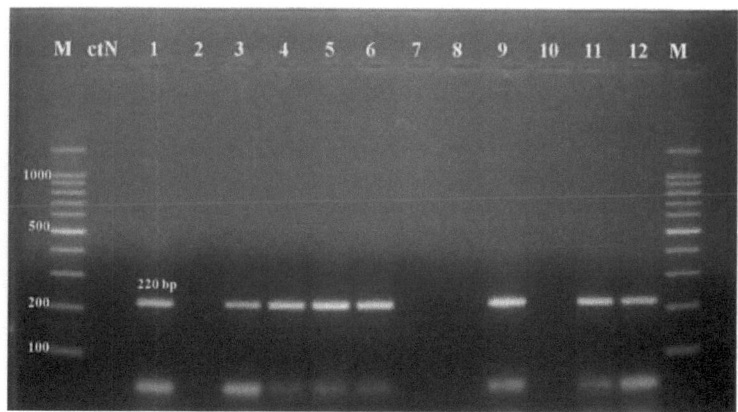

Figura (16): Eletroforese em gel de agarose (2%) com amplificação PCR positiva de um fragmento de 220 pb de *S.agalactia*.

> M: Marcador de tamanho de ADN de 100 bp

> ctN: controlo negativo.

> Pista: (2, 7, 8 e 10): negativa.

> Pistas: (1, 3, 4, 5, 6, 9, 11 e 12): positivas.

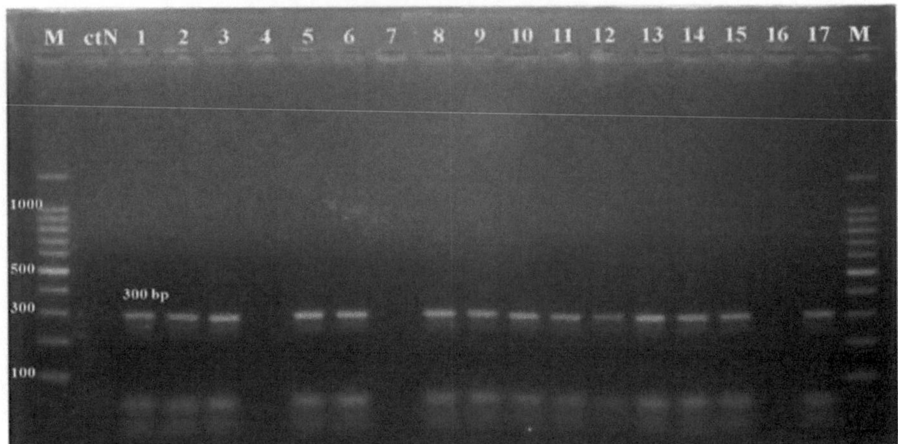

Figura (17): Eletroforese em gel de agarose (2%) com amplificação PCR positiva de um fragmento de 300 pb de *S.iniae*.

> M: Marcador de tamanho de ADN de 100 bp

> ctN: controlo negativo.

> Faixa: (4, 7& 16): negativa.

> Pista: (1,2,3,5,6,8,9,10,11,12,13,14,15 &17): positiva.

4.2. Aspeto macroscópico do peixe:

4.2.1. <u>Exame clínico dos peixes:</u>

Os examinados de *Oreochromis niloticus* naturalmente infectados apresentaram sinais de septicemia, na forma de vermelhidão do corpo, manchas hemorrágicas por todo o corpo, escurecimento da pele com presença de úlcera cutânea, como mostra a foto (4), além de ascite e exoftalmia unilateral;.

4.2.2. exame post mortem de peixes:

O exame post mortem revelou brânquias hemorrágicas congestionadas, fígado de cor verde pálido com vesícula biliar distendida, como mostra a foto (5), presença de manchas hemorrágicas e intestino vazio contendo exsudatos inflamatórios, como na foto (6). E também observou-se fígado pálido aumentado de tamanho com presença de manchas hemorrágicas e rim posterior congestionado, como mostra a foto (7) .

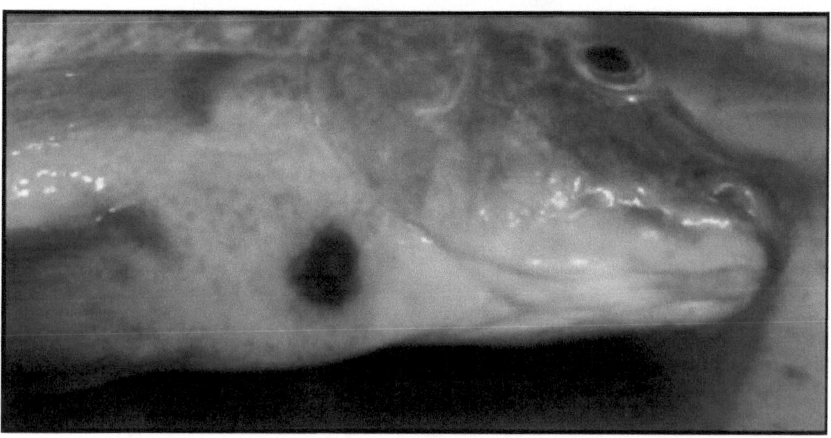

Foto (4): *Oreochromis niloticus* naturalmente infetado mostrando úlcera hemorrágica na superfície ventral.

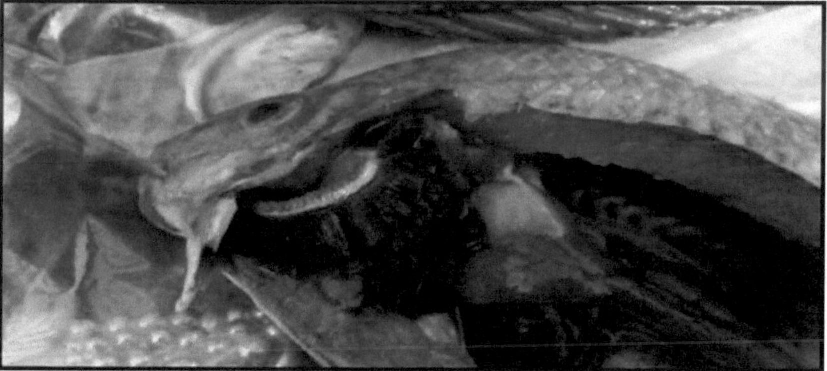

Foto (5): *Oreochromis niloticus* naturalmente infetado com brânquias hemorrágicas congestionadas, fígado de cor esverdeada pálida com vesícula biliar distendida.

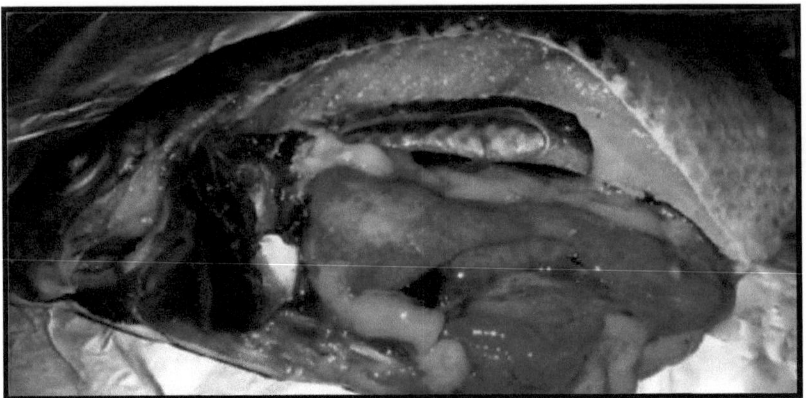

Foto (6): *Oreochromis niloticus* naturalmente infetado mostrando fígado pálido e aumentado com a presença de manchas hemorrágicas, intestino vazio contendo exsudados inflamatórios.

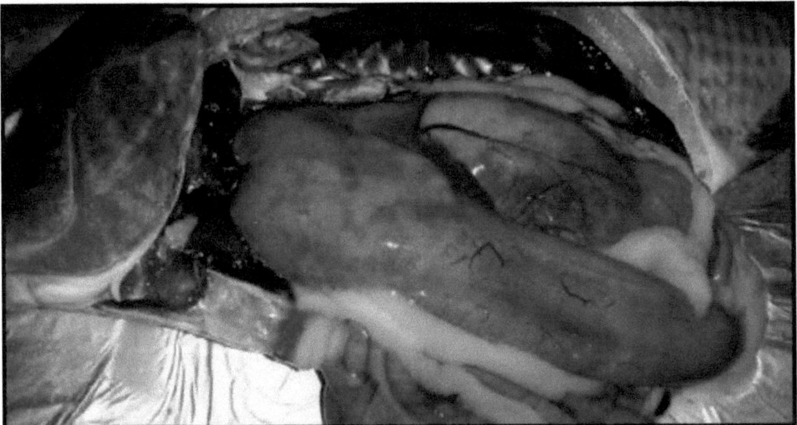

Foto (7): *Oreochromis niloticus* naturalmente infetado mostrando um fígado pálido e aumentado com a presença de manchas hemorrágicas, rim posterior congestionado.

V DISCUSSÃO

As doenças bacterianas dos peixes representam o maior perigo para todos os peixes de água doce cultivados, uma vez que representam 80% da mortalidade dos peixes. Destas doenças bacterianas, a infeção estreptocócica representa a infeção bacteriana gram positiva mais prevalente, causando elevadas perdas económicas em peixes cultivados em todo o mundo **(Noga, 1996).**

A tilápia do Nilo (*O.niloticus*) é considerada a espécie de peixe dominante para consumo humano e aquacultura no Egito. Das províncias egípcias, Kafrelsheikh está a produzir cerca de 5% da produção mundial total de *O.niloticus*, **(Amal e Zamri, 2011).**

No presente trabalho, foram recolhidos 180 *O.niloticus* de explorações de tilápia do Nilo em diferentes localidades da província de Kafrelsheikh e examinados bacteriologicamente para isolamento e identificação do agente patogénico bacteriano nos peixes, sendo depois confirmados por PCR.

Table (6) que mostra os caracteres morfológicos e bioquímicos de *Aeromonas* spp. onde foi positivo no teste de produção de oxidase, catalase e indol, mas foram observados resultados variáveis no teste de urease, vermelho de metilo, voges-proskaur e utilização de citrato. No caso do sulfureto de hidrogénio, poucas estirpes foram positivas. Estes resultados estão de acordo com **Al-Maleky *et al.* (2011), Sarkar *et al.* (2012) e Sarkar *et al.* (2013).**

Table (7) e a Fig (1) mostram a ocorrência de *Aeromonas* spp. isoladas de *O.niloticus*. A percentagem foi de 124/205 (60,5%), estes resultados foram superiores aos resultados de **Eissa *et al.* (1994)** (10%), aos resultados de **Abeer *et al.* (2002)** 27/45 (56,25%), aos resultados de **Gharib *et al.* (2003)** (26,7%) e esta diferença deve-se ao surto no presente estudo. Também foi inferior ao resultado de **Enany *et al.* (1995)** (100%).

A caraterização molecular do ADN para 111/124 Aeromonas spp. utilizando primers específicos revelou a presença de uma banda comum a 953 pb, Tabela (8), Fig. (7), que concorda com o relatado por **Lee *et al.* (2002)**. Em seguida, a caraterização molecular do ADN para 86/111 isolados de *A.hydrophila*, utilizando primers específicos, revelou a presença de uma banda comum a 103 pb, Fig. (8) e Tabela (9). Estes resultados foram muito semelhantes aos registados por **Tarakhan *et al.* (2009).**

O presente estudo revelou que *Pseudomonads* spp. é um dos agentes patogénicos bacterianos que se encontram nos peixes naturalmente infectados, o que está de acordo com o estudo de **El-Hady e Samy (2011)**, que referiu que *as Pseudomonads* existem em todo o ambiente aquático e estão associadas a peixes infectados e que, no Egito, *Ps.anguilliseptica* foi isolada de *O.niloticus* naturalmente infetado, apresentando um quadro septicémico. Além disso, **Abd El-Ghany *et al.* (2009)** isolaram *Ps.aeruginosa* de *O.niloticus* com uma percentagem de 50%.

A Tabela (9) e a Fig. (4) mostram a ocorrência de *Pseudomonas* spp. isoladas de *O.niloticus*. O presente estudo revelou a presença de *Ps.aeruginosa* em 26/43 (60,5%) e *Ps.fluorescens* em 11/43 (25,6%). Estes resultados foram superiores aos de **Magdy *et al.* (2014)** (34,4%) no caso de *Ps.aeruginosa* e também mais do que os resultados de **Gharib *et al.* (2003)** (26,7%) e foram inferiores aos resultados de **Abeer *et al.* (2002)** 27/45 (56,25%) e aos resultados de **El-Hadey e Samy (2011)** (55 4%) no caso de *Ps.fluorescens.*

A identificação molecular do ADN para 26/43 *Ps.aeruginosa* utilizando primers específicos revelou a presença de uma banda comum a 958 pb, Tabela (9) e Fig. (10), o que está de acordo com o relatado por **Magdy *et al.* (2014)**. **Maha e Samy (2011) utilizaram** uma outra técnica para a tipagem de *Pseudomonas* spp. onde utilizaram SDS-PAGE para a tipagem, enquanto o presente estudo utilizou métodos convencionais através de primers específicos.

O presente estudo também revelou que *Vibrio* spp. é um dos agentes patogénicos bacterianos encontrados no *O.niloticus* naturalmente infetado, o que está de acordo com **Mohmed *et al.* (2000) e Gyeong *et al.* (2007).**

No que diz respeito ao exame bacteriológico de *Vibrio* spp., apareceram colónias amarelas em ágar TCBS, o que está de acordo com os estudos de **Lida *et al.* (2001) e Ansaruzzaman *et al.* (2005).**

Relativamente aos testes bioquímicos, os isolados de *Vibrio* spp. neste estudo foram positivos na oxidase, catalase, produção de indol, voges-proskaur e utilização de citrato. Resultados negativos no teste da urease, iorn triplo de açúcar e vermelho de metilo. Embora a revisão da literatura recomendasse a utilização do sistema API 20E para a identificação, **Lida *et al.* (2001) e Ansaruzzaman *et al.* (2005),** esta discordância pode dever-se ao facto de o método de identificação no presente estudo ter sido efectuado por PCR, uma vez que é o método de identificação mais preciso e rápido.

Além disso, a ocorrência de *Vibrio* spp. revelou que Vibrio spp. foi detectado em 65/82 (79,3%) das amostras totais, o que discorda do resultado de **Baffone *et al.* (2000)** que revelou uma percentagem de 13,15%, e **Mohmed *et al.* (2000)** que revelou uma percentagem de 45,8% de *Vibrio* spp. das amostras totais.

A caraterização molecular do ADN para *Vibrio* spp. revelou a presença de uma banda comum a 663 pb, o que está de acordo com **Samy *et al.* (2014).** Enquanto a caraterização molecular do ADN para *V.alginolyticus* revelou a presença de uma banda comum a 337 pb e para *V.anguillarum* revelou a presença de uma banda comum a 429 pb, estes resultados estão de acordo com os resultados de **Gyeong *et al.* (2007)** e **Shuang *et al.* (2014).**

A coloração de Gram revelou que as bactérias isoladas são cocos grampositivos dispostos individualmente ou aos pares ou em cadeias curtas ou longas de acordo com *Streptococcus* spp. Estes resultados foram semelhantes aos registados por **Lau *et al.* (2006) e Suanyuk *et al.* (2010).**

Em relação aos testes bioquímicos, os isolados deste estudo foram negativos para catalase, oxidase e com padrão β-hemolítico. Estas observações concordam com as registadas por **Suanyuk *et al.* (2010).**

Relativamente à prevalência da infeção por estreptococos entre os peixes cultivados, o presente estudo mostrou na tabela (9) que a percentagem de infeção por *S.iniae* foi de 45,2% e *S.agalactiae* foi de 12,9% entre as espécies de estreptococos. Os resultados podem aumentar devido ao aumento da poluição biológica no Nilo e à utilização de estrume e de águas residuais ao lado de edifícios para galinhas e patos em vez de viveiros para peixes, pelo que se dá mais atenção à estreptococose em peixes de água doce. As diferentes percentagens de infeção por estreptococos podem estar relacionadas com as diferentes espécies de peixes e as diferentes condições ambientais. Os resultados deste estudo estavam mais ou menos dentro da gama no Egito como indicado por muitos autores como **El-Bouhy (2002)** em Sharkia, e Ismailia (*S.iniae* 21,8%), **Zeid (2004)** em El- Mansoura (*S.iniae* 18%) em peixes marinhos (17,3%). Por outro lado, **Qasem *et al.* (2009)** relataram que os métodos de cultura identificaram 44 de 66 (67%) e 4 de 5 (80%) isolados obtidos de amostras de peixe e esgoto, respetivamente, como *S.agalatiae*, e **Firooz et *al.* (2011)** revelaram que, 13 de 50 (26%) amostras de peixe foram positivas para *S.iniae* após teste bioquímico, enquanto a identificação por PCR usando primers específicos para *S.iniae* revelou que 6 de 13 (46%) isolados foram positivos.

A caraterização molecular do ADN para *Streptococcus* spp. revelou a presença de uma banda comum a 207 pb. Enquanto a caraterização molecular do ADN para *S.iniae* revelou a presença de uma banda comum a 300 pb e para *S.agalactiae* revelou a presença de uma banda comum a 220 pb. Estes resultados foram quase semelhantes aos de **Cheng *et al.*, (2010); Suanyuk *et al.*, (2010) e Al-Harbi (2011).**

A partir destes resultados, ficou claro que a utilização da PCR no diagnóstico de doenças bacterianas em aquacultura é um método muito rápido e exato. Estes resultados concordam com os registados por **Maisak *et al.* (2008).**

O exame externo macroscópico de *O.niloticus* naturalmente infetado mostrou sinais de septicemia, na forma de vermelhidão do corpo, manchas hemorrágicas foram vistas por todo o corpo, escurecimento da pele com presença de úlcera cutânea, além de ascite e exoftalmia unilateral. Esses resultados concordam com **Aydin (2011); Oliveira *et al.* (2012) e Sarkar & Rashid (2012).**

O exame grosseiro externo e interno do *O.niloticus* naturalmente infetado revelou a presença de exoftalmia, ulceração da pele, ascite e erosões da cauda. Observaram-se também brânquias hemorrágicas congestionadas, fígado de cor esverdeada pálida com vesícula biliar distendida, presença de manchas hemorrágicas e intestino vazio com exsudados inflamatórios. Também se observou um fígado pálido e alargado com presença de manchas hemorrágicas e rim posterior congestionado. Estes resultados estão de acordo com **Maha e Samy (2o11)** e **Oliveira *et al.* (2012).** Também foi o mesmo com as lesões postmortem registadas por **Amal e Zamri (2011).**

Do nosso ponto de vista, os sinais clínicos observados devem-se principalmente à inflamação resultante da infeção mista dos agentes patogénicos bacterianos anteriores.

VI RESUMO E CONCLUSÃO

No presente estudo, foram recolhidas 180 amostras de peixes de dez explorações diferentes de tilápia que registaram um aumento da taxa de mortalidade, na província de Kafrelsheikh, no verão de 2014.

As amostras foram examinadas clinicamente e post mortem para detetar sinais de septicemia, o isolamento e a identificação bioquímica do agente patogénico bacteriano foram efectuados, seguidos da confirmação do agente patogénico isolado através de PCR.

A identificação bioquímica revelou 124/205 isolados de *Aeromonas* spp. com uma percentagem (60,5%), 50/205 isolados de *Pseudomonas* spp. com uma percentagem (24,4%); 65/82 isolados de *Vibrio* spp. com uma percentagem (79,3%) e 80/88 isolados de *Streptococcus* spp. com uma percentagem (90,9%).

O exame por meio da reação em cadeia da polimerase (PCR) confirmou 111/124 estirpes de *Aeromonas* spp. com uma percentagem (89,5%) no peso molecular de 953 pb, 43/50 estirpes de *Pseudomonas* spp. com uma percentagem (86%) no peso molecular de 618 pb, 50/65 estirpes de *Vibrio* spp. com uma percentagem (76,9%) no peso molecular de 663 pb e 62/80 estirpes de *Streptococcus* spp. com uma percentagem (77,5%) no peso molecular de 207 pb.

- A PCR para a tipagem de 111 estirpes *de Aeromonas* spp. revelou 86 estirpes de *A.hydrophila* com uma percentagem (77,5%) e estirpes de outras *Aeromonas* spp. com uma percentagem (22,5%).

- A PCR para a tipagem de 43 estirpes *de Pseudomonas* spp. revelou 26 estirpes de *Ps.aeruginosa* com uma percentagem (60,5%), 11 estirpes de *Ps.fluorescens* com uma percentagem (25,6%) e 6 estirpes de outras *Pseudomonas* spp. com uma percentagem (13,9%).

- A PCR para a tipagem de 50 estirpes *de Vibrio* spp. revelou 8 estirpes de *V.alginolyticus* com uma percentagem (16%), estirpes de *V.anguillarum* com uma percentagem (10%) e estirpes de outros *Vibrio* spp. com uma percentagem (74%).

- A PCR para a tipagem de 62 estirpes *de Streptococcus* spp. revelou 28 estirpes de *S.iniae* com uma percentagem (45,2%), 8 estirpes de *S.agalactia* com uma percentagem (12,9%) e 26 estirpes de outros *Streptococcus* spp. com uma percentagem (41,9%).

Conclusão:

Com base nos resultados do estudo, pode concluir-se que *A.hydrophila, P,aeruginosa, P.fluorescence, V.alginolyticus, V.anguilarum, S.agalactia* e *S.iniae* estiveram envolvidos no surto que afectou as explorações piscícolas na província de Kafrelsheikh.

Além disso, ficou claro que a utilização da PCR no diagnóstico de doenças bacterianas em aquacultura é um método muito fiável, preciso e rápido devido à sua elevada sensibilidade e especificidade para a deteção de agentes patogénicos e pode ajudar na previsão e controlo de microrganismos potencialmente patogénicos.

VII REFERÊNCIAS

Abd El-Ghany N.A., El-Khatib N.R. e El- Ashram A.M. (2009): Alguns estudos sobre a síndrome do peixe ulcerativo em Oreochromis niloticus cultivado. Nos anais da Conferência Internacional da 1ª Biotecnologia e Segurança Ambiental, 14 a 16 de abril, Centro Nacional de Investigação, pp. 199-212: 199- 212.

Abeer A.A.; Adel. M.A.K.; Adel A.A.S. (2002): Estudos sobre alguns tipos de isolamento de Bacteriua e Fungi. pp: 119- 121.

Aberoum A. e Jooyandeh H. (2010): A Review on occurrence and characterization of the *Aeromonas* species from marine fishes. Revista mundial de peixes e ciências marinhas, 2(6): 519-523.

Adebayo-Tayo, P.C.; Odu, N. N.; Anyamele L.M.; Igwiloh N.J.P.N.; Okonko, I.O. (2012): Qualidade microbiana do peixe congelado vendido na metrópole de Uyo. Natureza e Ciência, 10 (3): 71-77.

Ahmed A.M., Motoi Y., Sato M., Maruyama A., Watanabe H. Fukumoto Y. e Shimamoto T. (2007): Zoo animals as a reservoir of Gramnegative bacteria harboring integrons and antimicrobial resistance genes. Appl. Environ. Microbiol. 73:6686- 6690.

Al-Harbi. A.H. (2011): Caracterização molecular de *Streptococcus iniae* isolado de Tilápia híbrida: Aquaculture, 312: 15-18.

Al-Maleky G.M.; Karim R.M. e Al-Abresem A.N. (2011): Levantamento de *Aeromonas hydrophila* em três espécies de peixes marinhos do noroeste do Golfo Arábico, Iraque. Bas. J. Vet. Res., 10(2): 72-77.

Altinok I., Erol C. e Sevki K. (2008): Desenvolvimento de um ensaio de PCR multiplex para a deteção simultânea de cinco agentes patogénicos bacterianos em peixes. Veterinary microbiology 131:332- 338.

Altinok I. e Kurt, I. (2003): Molecular Diagnosis of Fish Diseases: A Review. Turkish Journal of Fisheries and Aquatic Sciences, 3:131138.

Amal M.N.A. e Zamri-Saad M. (2011): Streptococcosis in Tilapia (Oreochromis niloticus): A Review. Pertanika. J. Trop. Agric. Sci. 34 (2): 195 - 206.

Ansaruzzaman M., Lucas M., Deen J.L., Bhuiyan N.A., Wang X.Y., Saffa A. e Barreto

A. (2005): Serovares pandémicos (O3: K6 e O4: K68) de *Vibrio paraheamolyticus* associados a diarreia em Moçambique: Propagação da pandemia para o conteúdo africano: Journal of Clinical Miicrobiology, 43(6):2559-2562.

APHA Associação Americana de Saúde Pública (1992): Compêndio de métodos para o exame microbiológico de alimentos, 3rd Ed. Vavderzant, C. e Splittstoresser, D.F(eds) Washington.

Austin B. e Austin D.A. (1999): Bacterial fish pathogens, Diseases of farmed and Wild Fish, 3rd Edition. Springer Praxis, Chichester, Inglaterra. pp: 89- 92.

Austin B. e Austin D.A. (2007): Bacterial fish pathogens, Diseases of farmed and wild fish. 4th edition praxis, publishing Ltd, Chichester, UK. 43(6):29-32.

Badr M.O.T.; Hashem M.A. e Elmandrawi S.A. (2012): Estudos clinicopatológicos sobre alguns antibióticos utilizados em tilápias do Nilo infectadas com Streptococcus iniae. J. Am. Sci. 8(12): pp. 1057-1070.

Baffone W., Citterio B., Vittoria E. Casaroli A., Pianetti A. e Campana R. (2001): Determinação de vários factores potenciais de virulência em vibrio spp. isolados da água do mar. Food microbial 2001:18 (5): 47988.

Binsztein N., Costagiola M.C., Pichel M., Jurquiza V., Ramirez F.C, Akselaan R., Vacchino M., Hug A. e Cowell R., (2004): Viable mas não cultivável Vibrio Cholera 01 em ambiente aquático da Argentina. Microbiologia Aplicada e Ambiental, 70: 7481-6.

Cartwright G.A.; Hanna P.J.; Gudkovs N. e Tajim A.K., (1994): imunodiagnóstico de estirpes virulentas de *Aeromonas hydrophila* associadas à síndrome ulcerativa epizoótica (EUS) utilizando um anticorpo monoclonal. Journal of fish diseases, 17(2): 123-133.

Cheng S., Young-hna H., Xu-dong J., e Li S., (2010): Identificação e análise imunoprotectora de um candidato a vacina de subunidade de *Streptococcus iniae*: Vaccine, 28: 2636-2641.

Colorni A., Diamant A., Eldar A., Kvitt H., e Zlotkin A. (2002): *Streptococcus iniae* infections in Red Sea cage-cultured and wild fishs: Dis. Aquat. Org., 49: 165-170.

Daku D.; Manickam K.; Thomas E.; Horsman G.B. e Levett P.N. (2004): Comparação de meios para isolamento de *Aeromonas* de fezes em Saskatchewn. 48 (3):196-202.

Eissa I.A.M.; Badran A.F.M. e Fetaih H. (1994): Contribuição da Septicemia por Aeromonas Motile em alguns peixes de água doce cultivados e selvagens. Vet. Med. J. Giza, 42(1):36-69.

El-Hady M.A. e Samy A.A. (2011): Tipagem molecular de espécies de Pseudomonas isoladas de alguns peixes cultivados no Egito -Maha Global Veterinaria 7 (6): 576-580, 2011

Enany M.M.; El-Sayed M.E. Diab, A.S.; Hassan, S.M. e El-Gamal R.M. (1995): Causas bacterianas da podridão das barbatanas em alguns peixes de água doce. Alex. J. Vet. Sci., II(4) 535-547.

FAO, Organização das Nações Unidas para a Alimentação e a Agricultura (2012): The state of world fisheries and aquaculture 2012. Grupo de vendas e marketing Publishing Policy and Support Branch Office of Knowledge Exchange, Research and Extension FAO, VialedelleTerme di Caracalla 00153 Rome, Italy.

Fernandez A.I.; Rodriguez L.A. e Nieto T.P. (1990): Caracterização de estirpes *de Pseudomonas* que produzem septicemia em trutas arco-íris cultivadas no Noroeste de Espanha. Bull. Eur. Ass. Fish Pathol., 10 (5): 133134.

Firooz F., Mahdi R., Hasan M. e Reza Z. (2011): Deteção de Streptococcus iniae por reação em cadeia da polimerase na truta arco-íris (Oncorhynchus mykiss) no oeste do Irão.

Firooz F., Hasan M., Ebrahim R. e Ali M. (2012): Deteção de Streptococcus iniae e Lactococcus garvieae por reação em cadeia da polimerase multiplex (PCR) em algumas explorações de trutas arco-íris do Irão.

Gharib A.A., Mohamed M.E.M. e Mohamed A.A. (2003): Identificação molecular e estudos epidemiológicos sobre *Aeromonas hydrophila* e a sua importância para a saúde pública. Zagazig. Vet. J. 31(2):1-11.

Gonzalez S.F., Melisa J.K., Michael E.N., Ysabel S. e Douglas R.C. (2004): Deteção simultânea de agentes patogénicos de peixes marinhos utilizando multiplexPCR e um microarry de ADN. Journal of clinical Microbiology, p. 1414-1419.

Gun W. B., Ji H. K., Dennis K. G. e Se Ch.P. (2006): Isolamento e caraterização de *Streptococcus* spp. de solha doente (*Paralichthys olivaceus)* na ilha de Jeju, J vet. Sci, 7(1), 53- 58.

Gyeong-Eun H., Dong-Gyun K., Ju-Yoon B., Sun-Hee A., Sungchul C.B. e In-soo K.

(2007): Species- Specific PCR Detection of The Fish Pathogen, *Vibrio anguillarum*, Using The amiB Gene, Which Encodes N-Acetylmuramoyl-L-alanine Amidase, FEMS Microbiol Lett 269 (2007) 201-206.

Hang l. (2012): Composições comunitárias de *Vibrio* em produtos de água doce e análise patogénica, uma tese de mestrado. Universidade de Yangozhou:19- 35.

Hidalgo R.B. e Figueros M. (2013): *Aeromonas* spp. genomas inteiros e fatores de virulência implicados em doenças de peixes. Journal of fish diseases, 36: 371-388.

Hoshino T.; Ishizaki K.; Sakamoto T., e Kumeta H. (1997): Isolamento de espécies de *Pseudomonas* do intestino de peixes que produzem uma protease ativa a baixa temperatura. Microbiologia Aplicada, 25 (1):70-72.

Inglis V. e Roberts R.J. (1993): Bacterial Diseases of Fish.

Kaysner, C.A. e Angelo Jr.D. (2004): Vibro. Bacteriological Analytical Manual (Capítulo 9; 8th Edition, Revisão A, maio de 2004). U.S. Food and Drug Administration. Centro de Segurança Alimentar e Nutrição Aplicada 1998.

Khalil R. H., Atallah S.T., Soliman M.K., Ismael M.S.G. e Mahfouz N. (2001): Economic losses due to fish diseases at the farm level. Aquaculture Europe, Trondheim, Noruega, 3-7 de agosto de 2001.

Kirjusina (2007): As Doenças Bacterianas Prevalentes em Incubadoras de Peixes da Lativia.

Klesius P.H., Shoemaker C.A. e Evans J.J. (2000): Vacinação: uma prática de gestão sanitária para a prevenção de doenças causadas por *estreptococos* em tilápias e outros peixes cultivados. In: Fitzsimmons, K., Carvalho Filho, J. (Eds.), Tilapia aquaculture in the 21st Century, Fifth international Symposium on tilapia aquaculture, 3 september 2000, Rio de Janeiro, Brazil, pp. 558-564.

Lau S.k.P., Woo P.C.Y., Tse H., Leung K.W., Wong S.S.Y. e Yuen K.Y. (2003): Invasive *Streptococcus iniae* infections outside North America (Infecções invasivas *por Streptococcus iniae* fora da América do Norte). J. Clin. Microbiol, 41:1004-1009.

Lee C., Cho J.C., Lee S.H., Lee D.G. e Kim S.J. (2002): Distribution of *Aeromonas* spp. as identified by 16S rDNArestriction fragment length polymorphism analysis in a trout farm.

Lida T., Hattori A., Tagomori K., Nasu H., Naim R. e Honda T. (2001): Flamentous fahge associated with recent panademic strains of *V.paraheamolyticus* emerging infectious diseases , 7(3): 477.

MacFaddin. J. F. (2000): Biochemical test for identification of medical bacteria 3rd Ed., Lippincoti williaris and Willions. Washington, Filadélfia, EUA.

Magdy I. H. , Maha A.E., Hanaa A. A., Saher A.E. e Amany M. K. (2014): Uma contribuição sobre a infeção por Pseudomonas aeruginosa no peixe-gato africano (Clarias gariepinus).

Maisak H., Patamalai B., Amonsi A. e Wongtavatchai J. (2007): B23 identificação laboratorial de bactérias estreptocócicas em tilápias cultivadas : Actas Chula. Univ. Sci. Ann. Con., 26-27 de abril. 2007.

Majuonder T.; Ghosh S.; Pall J. e Mazumder S. (2006): Possible role of a plasmid in the pathogenesis of a fish disease caused by *Aeromonas hydrophila* Aquaculture, 256: 95-194.

Masbouba e Imam M. (2004): Estudos sobre a infeção por *Pseudomonas* em peixes na província de Kafrelshaikh. Tese de Mestrado não publicada. Tese, Universidade de Tanta.

Mata A.I., Gibello A., Casamayor A., Blanco M.M., Dominguez L. e Fernandez-Garayzabal J.F. (2004a): Ensaio de PCR multiplex para a deteção de agentes patogénicos bacterianos associados à estreptococose de águas quentes em peixes. Applied and environmental microbiology, 70:3182-3187.

Mata A.I., Gibello, A., Casamayor, A., Blanco, M. M., Dominguez L., e Fernandez-Garayzabal, J.F. (2004b): Desenvolvimento de um ensaio PCR de *Streptococcus iniae* baseado no gene da lactase oxidase (lctO) com potencial valor diagnóstico: Vet.Microbiol. 101, 109-116.

Megahed A.A. (2005): Estudos comparativos sobre *Aeromonas hydrophila* de origem aquática e humana com referência à virulência

Tese de Doutoramento "Bacteriologia-Imunologia e Micologia". Fac. Vet. Med. Universidade do Canal de Suez.

Miyazaki T. e Kaige N. (1985): A Histopathological Study on Motile Aeromonade Disease of Crucian Carp. Fish pathology, 21(3): 181185.

Mohamed, A.A; Zaki, M.S.A. e El-Maksoud, S.A. (2000): Epidemiology study on fishborne *Vibrio* species with special reference to their public health importance. Zagazig Vet. J. 28(2): 97-106.

Mohamed A.A; Zaki M.S.A. Mowafy L.I.M. e Abd El-Maksoud S.A. (2001): Ocorrência de alguns microorganismos na água e no marisco em relação à sua importância para a saúde pública. Zagazig Vet . J. 29(9): 5464.

Noga E. (1996): Fish disease, Diagnosis and treatment, Louis S.T. (Ed), North Carolina State University, Mosby, Missouri,Pp. 139-162.

Oliviera S.T.L.; Veneroni- Gouvieia G. e Costa M.M. (2012): Caracterização molecular de fatores de virulência em *Aeromonas hydrophila* obtidas de peixes. Pesquisa Veterinaria Brasileira, 32(8): 701-706.

Popovic N.T., Teskeredzic E., Strunjak-Perovic I. e Coz-Rakovac R.

(2000): *Aeromonas hydrophila* isolada de peixes selvagens de água doce na Croácia. Veterinary Research Communications, 24: 371-377.

Qasem A.J., Al-Zinkl S., Al-Mouqati S., Al-Amad S., Al-Marzouk A. e Al-Sharifi F. (2009): Molecular investigation of *Streptococcus agalactiae* isolates from environmental samples and fish speceimens during a massive fish kill in Kuwait Bay, African Journal of Microbiology research. Vol. 3(1) pp. 022-026, janeiro, 2009

Quinn P.T., Markey B.K., Carter M.E., Donnelly W.J. e Leonard F.C. (2002): Veterinary Microbiology and Microbial diseases. Primeira publicação Blackwell Science Combany, Lowa, State University Press.

Riffon R.K., Sayasith H., Khalil P., Dubreuil M.D. e Lagace J. (2001): Desenvolvimento de um teste rápido e sensível para a identificação do principal agente patogénico da mastite bovina por PCR. J. Clin. Microbiol., 39: 25842589.

Roach J.C., Levette P. N. e Lavoie M. C. (2006): Identificação de *Streptococcus iniae* por sistema comercial de identificação bacteriana: J. of Microbiol . method, 67: 20-26.

Robert B. e Moeller Jr. (2014): Sistema de Laboratório de Saúde Animal e Segurança Alimentar da Califórnia Doenças Bacterianas de Peixes da Universidade da Califórnia.

Roberts R.j. (2001): Fish pathology, 3rd Edition, 2001. Bailliere Tindall, Londres, Inglaterra.

Romalde G.L. e Toranzo A.E. (2002): Abordagens moleculares para o estudo e diagnóstico da estreptococose dos salmonídeos. In: Cunninghan, C.O. (Ed.), Molecular diagnosis of salmonid diseases. Knuwer Academic Publ, Países Baixos, pp. 211-223. Cap.8.

Samy A. K., Amr S. A. e El-Hoshey S. M. (2014): Estudos moleculares sobre espécies de *Vibrio* isoladas de peixes congelados importados. Global Veterinaria 12(6): 782-789.

Sarkar A.; Saha, M; Partra A. e Roy P. (2012): Caracterização de *Aeromonas hydrophila* através de RAPD-PCR e análise de SDS-PAGE. Jornal Aberto de Microbiologia Médica, 2: 37-40.

Sarkar A. e Rashid M.M. (2012): patogenicidade dos isolados bacterianos *Aeromonas hydrophila* para peixes-gato, carpas e percas. J. Bangladesh Agril. Univ., 10(1): 157-161.

Sarkar A., Saha M. e Roy P. (2013): Deteção do gene virulento 232bp de *Aeromonas hydrophila* patogénica através da técnica baseada em PCR: (Uma abordagem de diagnóstico molecular rápido). Avanços em Microbiologia, 3: 83-87.

Schaperclaus W., Kulow e Schreehenbachenbach K. (1992): Fish Diseases. Volum 1-5th edition. A.A.Balkema/ Roterdão.

Shuang W., Hui Z., Yuyin X., Malik A. H. e Xiyang W. (2014): Multiplex PCR assays for the detrction of *Vibrio alginolyticus, Vibrio parahaemolyticus, Vibrio vulnifticus* and *Vibrio cholera* with an internal amplification control. Diagnostic Microbiology and Infectious Disease 79: 115-118.

Somerita Panda, P. K. Bandyopdhyay e S. N. Chatterjee (2012): Caracterização de *Pseudomonas aeruginosa* BP112 (JN996498) isolada de Labeo bata (Hamilton) infetado por análise da sequência do gene 16S rRNA e análise de ésteres metílicos de ácidos gordos (FAME): African Journal of Biotechnology vol. 12(4),pp. 400-405.

Somsiri T. e Soontornvit S. (2002): Bacterial diseases of cultured tiger frog in R. C. Lavilla-Pitgo and EW. R. Cruz-lacierda (eds.), Diseases in Asian Aquaculture IV, fish Health Section, Asian Fisheries Society, Manila.

Suanyuk N., Sukkasame N. Tanmark N., Yoshida T., Itami T., Thune R., Tantikitti C. e Supamattay K. (2010): Infeção por *Streptococcus iniae* em culturas de robalo asiático (Lates calcarifer) e tilápia vermelha (Oreochromis spp.) no sul da Tailândia. Songklanakarin J. Sci. Technol., 32 (4): 341-348, Jul. - Agu. 2010.

Sujata R. K., Sudhir U. M. e Arti S. Sh. (2012): Caracterização de espécies de *Aeromonas* isoladas de peixes doentes usando marcadores ERIC-RAPD. AsPac J. Mol. Biol. Biotechnol., 20 (3) :99-106.

Syamsul A., Ni'mahtuzzahro S., R apsari S. (2013): Bactérias aquáticas de *Pseudomonas aeruginosa* Modelo de crescimento em tubo de ultra-sons.

Thayumanavan T., Vivekanandhan G., Savithamani K. Subashkumar R. e Lakshmanperalsamt p. (2003): Incidence of haemolysin positive and drug resistant *Aeromonas hydrophila* in freshly caught finfish and prawn collected from major commercial fishes of coastal South India. FEMS Immunol. Med Microbial 36(1-2):41-45.

Toranzo A.E. (2004): Relatório sobre doenças bacterianas em peixes da Universidade de Santiago de Compostela, Faculdade de Biologia, Instituto de Aquacultura Departamento de Microbiologia e Parasitologia, Campus Sur 15872 Santiago de Compostela, Espanha.

Trakhna F., Harf-Monteil C., AbdelNour A., Maaroufi A. e Gadonna- Widehem P. (2009): Identificação rápida de *Aeromonas hydrophila* por ensaio de PCR TaqMan: comparação com um método fenotípico.

Trevors J.T., (2011): Bactérias viáveis mas não cultiváveis (VBNC): Gene Expression in Planktonic and Biofilm Cells (Expressão de genes em células planctónicas e de biofilme). Jornal de Microbiologia Clínica, 86:266-73.

Viji V.T., Babu M.M., Velmurugan S., Kumaran T., Anand S.B. Gunasekaran P. e Citarasu T. (2011): Factores de virulência e clonagem molecular do gene da proteína de membrana externa de *Aeromonas hydrophila* virulenta isolada de peixe dourado infetado carassius auratus. Bangladesh J Microbial., 28(2): 70-75.

Wang H. Huang Y., Li X.G., Sun G.L., e Cheng G.Q. (2010): Condição de contaminação de *Vibrio vulnificus* em Parawn. Chin J Health Lab Technol 2010: 20(7):1780.

Yardimici B. e Aydin Y. (2011): Achados patológicos da infeção exprementa1 *Aeromonas hydrophila* Tilápia do Nilo (*Oreochromis niloticus*). Ankara Univ Vet Fak Derg, 58:47-54.

Yogananth N.; Bhakyaraj R.; Chanthuru, a.; Anbalagan T. e Nila M. (2009): Fetection of Virulance Gene in *Aeromonas hydrophila* isolated from Fish Samples using PCR Technique. Global JournL OF Biotechnology & Biochemistry, 4 (1): 51-53.

Yu K.L., Liu H.L. e Huang S.J. (2009): Monitoramento e análise de *V. cholerae* em fazendas de rã-touro. Strait J Prev Med 15(4):30.

Zeid D. M. M. (2004): Estudos sobre estreptococose em *Oreochromis niloticus* cultivados e selvagens. Tese de Mestrado Faculdade de Medicina Vetrinária Universidade do Canal de Suez.

Zhu H.M., Yan J.W., Song N.D., Yang B., Lai W.D. e Wang J. (2011): Monitoramento da poluição de *Vibrio vulnificus* em alguns frutos do mar da província de Guangdong. South China J Prev Med 37(4):78-80.

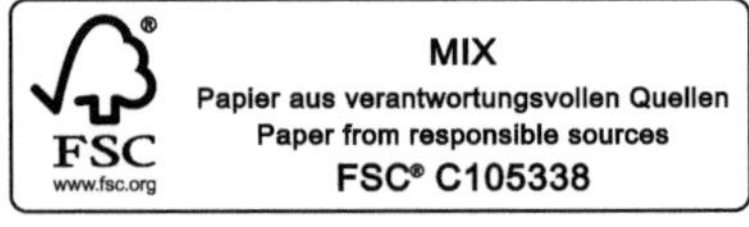

Printed by Books on Demand GmbH, Norderstedt / Germany